感谢国家自然科学基金资助（项目编

# 网络传染病动力学新进展

刘茂省◎著

世界图书出版公司
广州·上海·西安·北京

图书在版编目（C I P）数据

网络传染病动力学新进展 / 刘茂省著 . -- 广州 : 世界图书出版广东有限公司 , 2016.1（2025.1重印）
ISBN 978-7-5192-0617-8

Ⅰ . ①网… Ⅱ . ①刘… Ⅲ . ①传染病学－研究 Ⅳ . ① R51

中国版本图书馆 CIP 数据核字 (2016) 第 004473 号

网络传染病动力学新进展

策划编辑：李　平
责任编辑：钟加萍
封面设计：周文娜
出版发行：世界图书出版广东有限公司
地　　址：广州市新港西路大江冲 25 号
电　　话：020-84459702
印　　刷：悦读天下（山东）印务有限公司
规　　格：787mm × 1092mm　1/16
印　　张：11.5
字　　数：200 千字
版　　次：2016 年 2 月第 1 版　2025 年 1 月第 3 次印刷
ISBN 978-7-5192-0617-8/Q · 0057
定　　价：68.00 元

# 前言

网络上的传染病动力学可以看作是特定网络结构上的疾病的传播，它既依赖于疾病本身的传播动力学，又依赖于网络的结构；另外疾病信息的传播及演化，也依赖于网络的拓扑结构. 近年来，在许多网络传染病建模方面科技工作者努力下，在网络传染病动力学方面，比如多种群传播、疾病信息传播、随机性影响、滞后性影响等方面出现许多新的结果. 我和我的研究生在国家基金支持下，在网络传染病动力学方面进行了几年的研究工作，本书是我们最近几年在学习和研究工作上的总结.

全书共分6章，第1章主要介绍网络传染病历史背景和发展动态，复杂网络的基础知识及网络传染病动力学建模的阈值理论，第2章介绍网络上非线性传染率的传染病动力学建模方法和分析，第3章介绍网络上多种群的传染病动力学建模方法和分析，第4章介绍随机网络传染病动力学建模方法与分析，第5章介绍疾病信息意识影响的传染病动力学建模与分析，第6章介绍人类行为改变的滞后性影响的传染病动力学模型与分析.

本书的研究主题是网络上传染病动力学新进展，其中涉及到了数学分析的一些基本理论，尤其是微分方程定性与稳定性理论. 本书重点放在建模思想和动力学分析上，基本内容作者力求由浅入深，让读者既理解掌握知识，又能体会到问题的本质，使读者学有所得. 本书可供数学生物学、网络分析、传染病动力学等方向研究生学习，也可供从事预防流行病学的科研工作者参考.

本书能得以完成和出版，得到了国家自然科学基金和世界图书出版公司的大力支持，得到了国内外同行的帮助和鼓励，特别是我的研究生常玉婷、孔建云、李争光、李芳等帮助修改，在此表示感谢. 由于时间仓促，书中难免有不少错误，望读者朋友不吝指出.

作 者

2015年11月

# 目 录

# 第一章 绪 论

## §1.1 引 言

上世纪90年代以来, 以Internet为代表的信息技术的迅猛发展使人类社会大步迈入了网络时代. 从Internet到万维网, 从大型电力网络到全球交通网络, 从生物体中的新陈代谢到疾病的流行, 从科研合作网络到各种经济、政治、社会关系网络等, 这些网络都是具有复杂拓扑结构和动力学行为的大规模网络, 我们称之为复杂网络[1–3]. 自然界中存在的大量复杂系统, 它们都可以通过形形色色的网络加以描述. 神经系统可以看作大量神经细胞通过神经纤维相互连接形成的网络; 计算机网络可以看作是大量计算机通过光缆, 电缆等相互连接形成的网络等等. 可以说, 人们已经生活在一个充满着各种各样的复杂网络的世界中了. 人类社会的网络化是一把“双刃剑”: 它既给人类社会生产和生活带来了极大的便利, 提高了人类生产效率和生活质量, 但也给人类社会带来了一定的负面冲击, 如传染病和计算机病毒的迅猛传播以及大面积停电等[1]. 因此, 人类社会的日益网络化需要人类对各种人工和自然的复杂网络行为有更好的认识.

复杂网络是大尺度动力系统, 其中含有大量的非线性动力学问题. 在20世纪的非线性动力学研究中, 绝大多数网络动态模型均假设网络具有规则而且固定的拓扑结构, 而把重点放在由节点的非线性动力学行为所产生的复杂性, 如斑图的涌现和时空混沌(spatio-temporal chaos)的产生等[4]. 采用简单的规则结构的好处是使人们可以集中精力研究节点的复杂动力学行为对整个网络复杂性的影响, 并且规则的网络结构也便于用集成电路来实现. 由于我们生活中存在着大量的复杂网络(神经网络也可以看作一类复杂网络), 这些网络对我们的学习、工作和生活都有非常重大的影响, 因此研究这些复杂网络的动力学行为有重要的现实意义. 另一方面, 复杂网络的研究涉及数学、物理、生物学、工程、甚至社会科学等众多不同的学科, 随着复杂网络研究的深入, 它将会反过来促进上述这些学科的发展. 从20世纪末开始, 复杂网络研究已渗透到众多的领域, 对复杂网络的定量与定性特征的科学理解, 已成为网络时代科学研究中一个极其重要的挑战性的课题, 甚至被称为"网络的新科学"[5, 6].

复杂网络上非线性动力学问题研究的难点在于网络系统的复杂性, 一般而言, 网络系统的复杂性体现在以下几个方面[7]:

(1) 结构复杂性

网络连接结构看起来错综复杂, 极其混乱, 而且网络连接结构可能是随时间变化的. 例如, 万维网上每天都不停地有页面和链接的产生和删除; 神经系统中的突触随时间变化可能抑制, 也可能兴奋.

(2) 节点的复杂性

网络中的节点可能是具有分岔和混沌等复杂的非线性行为的动力系统. 例如, 基因网络节点中都具有复杂的时间演化行为, 网络中可能存在着多种不同的节点. 例如, 控制哺乳动物中细胞分裂的生化网络就包含各种各样的基质和酶.

(3) 各种复杂性因素的影响

例如, 耦合神经元重复地被同时激活, 它们之间的连接就会被加强. 此外各种网络之间也存在密切的联系, 这使得对复杂网络的分析变得更加困难. 例如, 电力网络的故障可能会造成Internet流量变慢, 运输系统失控等一系列不同网络之间的连锁反应.

在非线性问题的研究中, 稳定性、分岔和混沌是人们提到的最多的问题[8, 9]. 从最初的数值模拟和实际需要出发, 人们对网络模型稳定性的研究比较多, 已经有了一些全面深入的结果[10–12]. 分岔是网络动力学研究的重点和难点之一. 分岔是指结构不稳定的系统当参数发生微小变化时, 系统的拓扑结构会发生本质的改变. 分岔理论研究的主要问题是分岔产生的条件, 周期解的稳定性或渐近稳定性, 分岔的方向和周期等[13–16]. 随着复杂网络的出现, 非线性问题的研究已经开始在复杂网络中出现, 但是这些研究仅限于对一些比较简单的复杂网络给出一些简单的数值分析[17, 18]. 近年来, 人们对复杂网络的研究发现, 不同拓扑结构的网络, 如小世界网络, 由于受到时滞的影响, 也会出现一些有趣的分岔现象[19, 20].

在网络模型中, 由于信号传输会受到各种各样随机因素的影响, 于是人们将随机噪音引入了网络系统. 一方面, 随机噪音的存在往往容易导致网络的不稳定性, 出现振荡(周期振荡或概周期振荡), 引起分岔或混沌现象[12]. 另一方面, 随机噪音的存在也会产生好的作用. 比如人们可以通过它来改善系统的动力学特性, 将不稳定的状态通过加入随机噪音而变成稳定的状态[21, 22]. 事实上, 在物理、工程、生物等领域中, 大量事物的客观规律都会受到随机噪音的影响. 因此为了精确描述整个网络的性质, 考虑随机网络的动力学行为就显得非常必要.

## §1.2 发展历史与研究现状

### §1.2.1 网络传染病的发展历史与研究现状

复杂网络的提出有着悠久的历史, 但是它引起学者们的广泛关注只是近几年的事情. 复杂网络的研究最初可以追溯到18世纪数学家Euler对著名的七桥问题的研究. 20世纪60年代, 匈牙利数学家Erdös和Rényi[23]建立了随机图理论, 开创了复杂网络理论的系统性研究. 1967年, 美国哈佛大学的心理学家Milgram[24]提出了复杂网络中的小世界现象, 并通过实验和统计分析发现, 随机的两个人之间要想通过朋友取得联系, 平均只需要6次周转, 这就是著名的“六度分离”假设.

Watts和Strogatz[25]在Nature, Barabási和Albert[26]在Science上发表了两篇关于复杂网络的文章, 发现了真实网络中的小世界特征和无尺度特性, 点燃了人们对复杂网络的研究热情. 近年来, 大量关于复杂网络的文章发表在Science,

Nature, Phys. Rev. Lett., SIAM Review, IEEE Trans.等国际重要刊物上，从一个侧面反映了复杂网络已经成为国际上一个新的研究热点. 当前人们正在建立和研究各种各样的复杂网络，如能源供应网络、交通网、信息网、金融网等，这些网络与我们的日常生活密切相关. 这就需要我们深入理解和研究这些复杂网络的拓扑结构、运行机制、动力学行为等，以便更好地设计和管理这些实际的复杂网络.

在研究复杂网络的过程中一些重要的特征量被引入用以刻画复杂网络特征，包括平均距离、聚集系数、度分布等. 平均距离是所有节点对之间距离的平均值，它描述了网络中节点间的分离程度. 聚集系数(clustering coefficient)反映了网络的聚类特征，计算方法如下：假设节点$i$通过$k_i$条边与其他$k_i$个节点相连结，如果这$k_i$个节点都相互连结，它们之间应该存在$k_i(k_i-1)/2$条边，而这$k_i$个节点之间实际存在的边数如果只有$E_i$，则$E_i$与$k_i(k_i-1)/2$之比就是节点$i$的聚集系数$C_i$. 网络的聚集系数$C$就是整个网络中所有节点的聚集系数的平均. 度分布(degree distribution)表示一个任意选择的节点的度数恰好为$k$的概率，也等于网络中有$k$条边的节点的个数占网络总节点数的比值.

具有不同拓扑结构的复杂网络可以分类为正规网格、随机网络、小世界网络、无尺度网络等等. 正规网格是指我们常见的具有规则拓扑结构的网络，如完全连结图、星状网络、邻近节点连接图等. 正规网格具有大的平均距离和大的聚集系数. 随机网络是由一些节点通过随机布置的连结而组成的复杂网络，它有小的平均距离和小的聚集系数. 作为从正规网格到随机网络的过渡，Watts和Strogatz引入了小世界网络模型，称为WS小世界网络模型，它是从邻近节点连接图开始，按一定概率随机重新连接网络中的边得到的; 1999年，Newman和Watts[27]提出了一个新的小世界网络模型，称为NW小世界网络模型，它是从邻近节点连接图开始，按一定概率随机选取一对节点，并在这对节点之间加上一条边而得到的. 小世界网络具有大的聚类系数和小的平均距离. 无尺度网络是节点与节点之间的连结分布遵循幂率定律的网络，如美国航空网. 无尺度网络的大部分节点只有少数连结, 而少数节点则拥有大量的连结, 该网络也具有小世界特征.

随着近年来复杂网络研究的不断发展, 网络上的传播行为成为复杂网络研究的一个重要热点. 网络上的传播行为主要包括传染病的传播、计算机病毒的传播、流言的传播等. 传染病历来就是危害人类健康的大敌, 历史上传染病的多次大规模流行给人类生存和国计民生带来了巨大的灾难. 长期以来, 人类与各种传染病进行了不屈不挠的斗争[28]. 随着社会的进步和国际交往的发展, 生态环境的变迁和传播媒介抗药性的增强, 原来已经灭绝或被控制的许多传染病, 如性病、结核病等再次抬头并不断蔓延, 一些新近出现的传染病, 如艾滋病、SARS(非典型肺炎)、禽流感和埃博拉(Ebola)等也来势凶猛. 与生物性病毒相比, 计算机病毒借助庞大的Internet, 更轻易地跨越国界而侵入到世界上每个角落. 据统计, 2014年仅中国就有超过80%的计算机用户感染了计算机病毒. 历史和现实都告诫人们: 人类正面临着传染病长期而严峻的威胁, 对传染病的传染规律和防治策略研究的重要性日益突出, 并且已经成为当今世界需要迫切解决的重大问题.

对于传染病的研究, 人们很早就开始了. 自Kermazk和Mekendrick给出传染病模型的奠基性工作以来[29], 大量的数学模型被用于分析各种各样的传染病问题. 这些数学模型大多是对传染病的一般规律进行研究, 也有部分是针对某些具体传染病的, 如疟疾、肺结核、艾滋病、SARS、Ebola等传染病. 从模型的数学结构来看, 绝大多数传染病模型是微分方程组, 从传染病的传播机理来看, 这些模型涉及接触传染、垂直传染、媒介传染等不同传染方式, 以及是否考虑因病死亡、暂时免疫或终身免疫、病人的隔离等因素. 有关传染病动力学方面的研究进展详见Hethcote的综述文章[30]以及传染病动力学专著[31–34].

传统传染病模型假定所研究地区的人群是充分混合的, 即每个个体接触其他个体的个数基本相等, 但近年来关于复杂网络的研究显示绝大部分的个体接触不是充分混合的, 而是具有小世界特性, 无尺度特性等特殊的结构. 这些特殊结构导致复杂网络上的疾病传播行为与传统动力学模型结论有较大差异, 如不存在传播阈值等[35–37], 这说明在考察疾病传播时, 必须结合特定的网络结构才能建立更加符合实际的动力学模型. 基于复杂网络的传染病模型的研究引起了很多研究者的兴趣, 具体文献可参考[3, 35–48], 更多的文献资料可以参见复杂网络传播动力学方面的专著[49, 50].

传染病的研究中另一个重要的问题是如何通过对部分人群接种疫苗而有效地控制疾病的传播. Anderson和May讨论了随机选择人群进行免疫的方法, 但他们并不认为这种方法是有效的[32]. 关于复杂网络上SIS模型免疫问题的主要工作由Pastor-Satorras和Vespignani完成[38], 他们首先提出了所谓的"目标免疫"方法, 即对度大的节点优先进行免疫. 目标免疫方法虽然比较有效, 但是这种方法需要了解网络的全局信息, 至少需要对网络中各节点的度有比较清楚的认识, 这样才能找出度大的关键节点进行免疫. 因此, Cohen等人提出了一种称为熟人免疫的策略[41]. 最近的一个有趣的结果是由Hayashi等人得到的, 他们考虑了线性增长的无尺度网络, 发现如果想要控制疾病流行, 就必须控制种群数量的增长[44]. 这个结果对于控制类似于禽流感、口蹄疫等动物疾病有明显的指导意义.

### §1.2.2 网络传染病动力学的阈值理论

假设网络中节点遵循的是易感者→染病者→易感者的SIS模型. 令从易感者状态到染病者状态的概率为$\nu$, 从染病者状态恢复到易感者状态的概率为$\delta$. 定义有效感染率$\lambda$ 如下:

$$\lambda = \frac{\nu}{\delta}. \tag{1.2.1}$$

不失一般性, 可假设$\delta = 1$, 因为这只影响疾病传播的时间尺度的定义. 定义$t$时刻被感染的节点的密度为$\rho(t)$. 当时间$t$趋于无穷大时, 染病者个体的稳态密度记为$\rho^*$. 我们可以利用平均场理论(mean-field theory)对SIS 模型作解析研究. 为此对于均匀网络首先给出如下三个假设条件:

1. 均匀性(homogeneity)假设: 均匀网络(如ER随机图和WS小世界网络)的

度分布在网络平均度$\langle k\rangle$处有个尖峰，而当$k << \langle k\rangle$和$k >> \langle k\rangle$时指数下降，因而假设网络中的每个节点的度都近似等于$\langle k\rangle$.

2. 均匀混合(homogeneous mixing)假设：感染强度与染病个体的密度$\rho(t)$成正比，它的等价假设就是式子(1.2.1)中的$\nu$和$\delta$都是常数.

3. 假设染病者的患病周期远小于个体的生命周期，从而不考虑个体的出生和自然死亡.

在上述假设下，通过忽略不同节点之间的度相关性，可以得到染病者个体的平均密度的演化方程为

$$\frac{d\rho(t)}{dt} = -\rho(t) + \lambda\langle k\rangle\rho(t)(1-\rho(t)). \tag{1.2.2}$$

在式子(1.2.2)中，等号右边第一项考虑的是染病者节点以单位速率恢复健康，第二项表示单个染病节点产生的新染病者节点的平均密度，它和感染率$\lambda$，节点的度(这里假设等于网络的平均度$\langle k\rangle$)，以及与健康节点相连的概率$(1-\rho(t))$成比例. 由于我们关心的是$\rho(t) \ll 1$时的传播情况，所以在方程式(1.2.2)中忽略了其他的高阶项. 对于后面所建立的相关模型，我们也是这样处理的，就不再详述.

令式(1.2.2)右端等于零，最终可以求得染病者个体的稳态密度$\rho^*$为

$$\rho^* = \begin{cases} 0, & \text{如果 } \lambda < \lambda_c, \\ 1-\frac{\lambda_c}{\lambda}, & \text{如果 } \lambda \geq \lambda_c, \end{cases}$$

这里感染阈值(epidemic threshold)为

$$\lambda_c = \frac{1}{\langle k\rangle}. \tag{1.2.3}$$

这说明在均匀网络中存在非零的传播阈值$\lambda_c$：当有效感染率$\lambda > \lambda_c$时，感染个体能够将病毒传播扩散，并使得整个网络感染个体总数最终稳定于某一平衡态，此时称网络处于激活相态(active phase)；如果有效传播率低于此阈值，即当$\lambda < \lambda_c$时，则感染个体数呈指数衰减，无法大范围传播，网络此时处于吸收相态(absorbing phase).

在1999年, Barabási 和Albert 提出了一个新的复杂网络模型: 无尺度网络[26]. 在无尺度网络中, 任意度为$k$的节点连接其他节点的概率分布$P(k)$是一个幂率分布$P(k) = Ck^{-\gamma}$, 这里$2 < \gamma \leq 3$. 假设$\rho_k(t)$是任意度为$k$的染病者节点的密度, 则关于$\rho_k(t)$的平均场方程为:

$$\frac{d\rho_k(t)}{dt} = -\rho_k(t) + \lambda k(1 - \rho_k(t))\Theta(\rho(t)), \tag{1.2.4}$$

这里同样考虑单位恢复率并且忽略高阶项, $\Theta(\rho(t))$ 表示从一个度为$k$的节点出发的一条边指向染病节点的概率. 记$\rho_k(t)$的稳态值为$\rho_k$. 令式子(1.2.4)右端为零, 可以求得

$$\rho_k = \frac{k\lambda\Theta(\lambda)}{1 + k\lambda\Theta(\lambda)}, \tag{1.2.5}$$

这表明节点的度越高, 被感染的概率也越高. 在计算$\Theta$时必须考虑到网络的非均匀性. 对于无关联的无尺度网络, 即不同节点的度之间是不相关的无尺度网络, 由于任意一条给定的边指向度为$s$的节点的概率可以表示为$sP(s)/\langle k\rangle$, 则可以求得

$$\Theta(\lambda) = \frac{1}{\langle k\rangle}\sum_{s=1}^{N} sP(s)\rho_s, \tag{1.2.6}$$

联立(1.2.5)和(1.2.6), 可以得到$\rho_k$和$\Theta(\lambda)$. 通过计算可以得到无尺度网络的传播阈值$\lambda_c$为

$$\lambda_c = \frac{\langle k\rangle}{\langle k^2\rangle}. \tag{1.2.7}$$

我们知道在无尺度网络中连结指数$2 < \gamma \leq 3$, 并且$\langle k^2\rangle \to \infty$, 我们有$\lambda_c = 0$. 这个事实表明对于任意的一个正数$\lambda$(不论它多么小), 只要网络充分大疾病都可以爆发. 这个结果是不同于通常的传染病模型的.

### §1.2.3 随机性影响的疾病传播

自然界中一切生物过程的动态变化都受到随机波动的影响, 利用随机过程理论来刻画随机因素对传染病传播的影响是十分必要的, 也对生物数学的发展具有很大的推动作用, 详细的介绍可参看这方面的专著[51, 52]. 确定性模型和

随机性模型是研究疾病传播的两大类主要理论分析方法. 一般来说, 确定性模型通常有确定的阈值来区分疾病是否流行, 但确定性模型对生物过程的描述过于笼统, 不能反映生物学特别是观测数据的真实性; 另外确定性模型不反映疾病传播过程中的环境因素随时间的波动, 而在随机性模型中, 疾病以概率在不同的"仓室"中传播, 而且随机性模型所关注的问题主要是疾病流行的概率和疾病灭绝的平均时间, 这样比较符合疾病传播的实际和概率本性. 目前关于随机方法应用于疾病传播已有研究, 其中L. J. S. Allen, X. Mao, D. Q. Jiang等人在随机性影响的传染病模型方面做了很多工作[53–62].

利用马尔科夫链研究网络传染病模型是基于随机性考虑的一个重要方向. 英国的苏塞克斯大学的Kiss团队利用马尔科夫链、矩封闭和图自同构, 研究了网络传染病模型的渐近性态, 对激活－消除网络模型边的平均数进行了解析分析, 且很好地吻合了网络模拟结果[63–65]. Wieland等人利用马尔科夫链和对逼近研究了自适应网络传染病模型, 分析了不同断接重连规则对网络的稳态的影响[66]. Youssef等利用马尔科夫链的个体依赖方法, 估计了网络传染病模型中每个个体的状态概率, 给出了染病个体的最大数目与特征值的关系[67]. 西班牙Gomez团队利用离散马尔科夫链和异质平均场微扰方法, 研究了接触网络传染病模型的阈值问题, 并应用于加权和无权网络传染病模型[68].

### §1.2.4 疾病信息意识的介绍

科学技术的快速发展使人们获取信息的渠道更加多样和便捷. 当某种传染病开始传播的时候, 朋友之间、人群内部会直接传播, 新闻媒体开始报道, 人们还会通过在线社交网络(微信、微博、Facebook、Twitter等)传播或转发各种虚虚实实的信息, 各种不同观点和各种防御疾病的行为方式等. 这些信息、观点以及行为方式的传播会对人类行为的改变以及疾病传播产生深远的影响. 我们把它们统称为疾病信息意识. 目前基于疾病信息意识如媒体报道、舆情传播等的传染病模型研究工作已有不少[69–76].

R. Liu等人考虑了一类媒体报道或心理意识对疾病暴发影响的模型, 他们给出了一种信息影响的递减函数, 分别考虑了潜伏期人数、染病者人数、医院病人数对疾病传播的影响, 最后他们利用2003年爆发的SARS的数据进行了模拟仿真[69]; J. Cui等人考虑了易感者人群带有Logistic增长的媒体报道影响的疾病传播模型, 该文分析模型会出现三个正平衡点, 并给出了稳定性及分岔分析[70]; S. Funk等[71] 在宿主体内建立数学模型, 并指出媒体报道可以减小疾病爆发的规模, 但是不能影响疾病的阈值; Misra等[72]通过假设媒体报道是与感染者的人数成正比, 建立了一个非线性的数学模型, 研究发现媒体报道会影响疾病的传播; S. S. Collinson和J. Heffernan在BMC Public Health上的一篇论文给出了疾病信息意识在传染病中影响的几种不同形式, 并进行了分析和模拟[73]; Y. Xiao, S. Tang, J. Wu等人考虑了信息传播影响下带有非光滑发生率的传染病模型[74–76], 其中他们在Scientific Reports上利用陕西省2009年爆发的H1N1流感的数据对信息的影响给出了很好的模拟[76]; J. Cheng等研究了在线社交网络上疾病信息的传播[77], 但是这方面的分析结果较少.

疾病信息意识的影响主要是体现在对疾病的发生率影响方面, 这里不再一一介绍. 文献[78]给出了详细的总结, 有兴趣的读者可以参考该文献. 上面介绍的这些工作大都是用常微分方程来建模, 从某一层面给出了信息传播或媒体报道的影响, 但是上面的工作在传染病建模的时候没有考虑基于个体的网络结构特征, 因此我们在本书中会涉及这方面的工作. 通过对其深入研究, 不仅在理论上对传染病模型的研究有推动作用, 而且对预防和控制疾病的传播有重要的实际意义.

### §1.2.5 人类行为改变的滞后性

在传染病的研究中, 时滞作为一个不可忽视的重要因素频繁出现, 并且时滞的出现可能会使系统解的性态变的十分复杂. 自从著名生态数学家May发现时滞会破坏Logistic常系数模型正平衡点的稳定性并引起周期震荡以来, 已有大量的文献研究时滞对种群生态系统和传染病系统稳定性的影响, 发现了许多丰富多彩的时滞动力学行为[79–84].

通常情况下，某种传染病的爆发必然会引起人们行为方式的改变，如减少外出、接种疫苗、注意卫生等，这些行为方式的改变又必然会对疾病的传播方式和控制效果有很大的影响. 人们在疾病爆发时的通过信息传播的这些行为反应，以及这些行为反应如何影响疾病动力学是传染病动力学研究的一个新热点. 2012年的Scientific Reports上的一篇文章研究了个体的行为反应对疾病的传播阈值的影响[85]. 这篇文章把人们对疾病的行为反应分为三类: 1) 改变自身的状态，比如个体通过打疫苗变为对疾病有免疫者; 2) 改变系统参数，比如个体可以通过带口罩、勤洗手等措施减小被感染概率; 3) 改变网络结构，比如断开和感染者的连边. 时滞影响的网络传染病模型这方面的工作还很少见. X. Xu等人研究了时滞影响的网络传染病模型，用数值模拟的方法分析了时滞大小对传染病传播的影响[86]; S. Zou等人考虑了一类网络上带有时滞的SIR 模型，结果表明当传染率小于某一阈值时，染病者会灭绝; 当传染率大于某一阈值时，时滞较小时染病者会有一个峰值出现，而时滞较大时会有多个峰值的出现[87].

由于疾病信息传播的滞后性，人们行为改变的滞后性使得需要考虑滞后性因素对网络传染病模型的影响. 其一，在疾病传播过程中，信息滞后性、人们行为改变的滞后性等如何影响疾病的传播，有待在建模方面进行深入的分析; 其二，如何将时滞性因素加入到异质网络的传染病动力学模型中，如何研究时滞性对网络的度分布等结构参数的影响; 其三，如何同时刻画疾病信息传播的滞后性，人们行为改变的滞后性共同影响的网络传染病动力学模型，并分析其性态.

总之，基于复杂网络的传染病模型研究在国内外尽管有一定的工作，但目前仍有许多问题需要进一步的研究，如非线性传播率的影响、多种群相互作用的传播、随机因素的干扰、疾病信息意识、行为滞后性等问题. 本书的其他章节将围绕上述问题展开，解决一些相关的问题.

## §1.3 本书的主要内容

本书主要研究了网络上传染病动力学的最近成果，其主要结构为:

第一章介绍了复杂网络和传染病动力学的研究背景与进展, 给出了本书所要用到的一些预备知识.

第二章研究了复杂网络上带有非线性发生率的模型. 首先研究了带有非线性发生率的均匀网络模型, 然后讨论了非均匀网络上带有非线性发生率, 非单调发生率的模型, 给出了无病平衡点的稳定性分析. 结果表明, 网络中非线性发生率的引入, 平衡点的个数和动力学行为都会发生改变.

第三章研究了网络上多种群的传染病动力学模型. 首先给出了非均匀网络上两种群的传染病动力学模型, 得出了平衡点稳定性结果; 接着考虑了网络上性传播疾病模型, 网络上带有多个染病体的模型, 对所给出的模型进行了动力学分析以及免疫策略, 得出了非均匀网络上控制疾病传染的有效免疫策略.

第四章研究了随机噪声对传染病传播的影响. 具体研究了带有双噪声的SI传染病模型和复杂网络上带有随机扰动的SI传染病模型; 利用最大Lyapunov指数得出了随机稳定性的条件, 利用概率密度函数得到随机分岔的条件. 研究表明随机噪声对不同拓扑结构的网络传播会起到不同的作用.

第五章利用疾病信息意识对人群行为的影响, 建立两类含有时滞的非线性传染病模型, 研究了疾病信息意识在疾病预防中的重要作用. 另外建立了复杂网络上疾病信息意识影响的传染病模型, 研究发现疾病信息意识效应对于度小的节点有着显著的疾病控制效果.

第六章研究了行为滞后性影响的网络传染病模型. 建立了均匀网络上两种不同形式的滞后性函数: 连续型和不连续型, 分别研究了模型的无病平衡点和地方病平衡点的存在性条件和稳定性条件, 本章的研究内容通过一个简单的模型分析了周期解和气泡分岔现象.

# 第二章　带有非线性发生率的网络传染病模型

本章研究了网络上带有非线性发生率的模型. 建立了均匀网络上带有非线性发生率的SIS模型, 研究了模型平衡点的存在性条件和稳定性条件, 研究了模型在平衡点处的Hopf分岔现象; 研究了非均匀网络上的非线性发生率、非单调发生率模型, 给出无病平衡点的存在性条件和稳定性分析.

## §2.1　引　言

发生率在传染病模型中一直起到很重要的作用, 传染病的传播行为是如何依赖于发生率的, 这一直是传染病研究中很重要的问题. 另外, 由于所研究的传染病模型的网络化程度, 因此网络结构的不同就会影响发生率, 从而影响整个系统的动力学行为, 所以非线性发生率的研究越来越引起人们重视.

在经典的传染病模型中, 传染率一般考虑为双线性形式$\beta IS$[32], 这里$\beta$表示为传染率, $S$和$I$ 分别表示易感者和染病者的数量. 这种发生率不仅在研究中有一定的理论意义, 而且在实际应用中比较简单, 所以至今还有很多模型在用这种双线性发生率. 网络上最初建立的传染病模型(1.2.2)就可以看成是这种发生率.

非线性的发生率会在传播过程中起到不可忽视的作用. 传播过程中的许多有趣的现象, 如周期解、分岔、混沌等都会由非线性发生率引起. 近几年, 许多研究者给出了很多形式的发生率: Yorke和London[88]给出了有时间依赖的发生率; Capasso和Serio[89] 给出了饱和发生率, Liu等人[90, 91]给出了不同发生率下疾病传播的影响. 2004年, Alexander和Moghadas[92] 给出了一类一般性的非线性发生率, 分析了该模型的Hopf分岔现象, 一些文章中出现的发生率都可以认为是这种发生率的特殊形式(Moghadas 和Alexander [93]; Derrick和van den Driessche[94]; Ruan和Wang[95]; van den Driessche和Watmough[96]). Xiao等人[97, 98]提出研究了几种非单调的发生率, 分析了模型的动力学行为, 丰富了非线性传染率研究的成果.

实际上, 关于复杂网络上不同发生率的研究近来也开始出现. Zhou等人[45, 46]提出了一种网络模型, 在这个模型中网络节点的度虽不相同但却有相同的发生率, 他们得到了网络的传染率的阈值$\lambda_c = 1/A$, 这里$A$ 是每个染病者节点相同的发生率. 很多学者[99–104] 考虑了无尺度网络上的带有非线性发生率的模型和免疫策略, 并给出了非线性发生率下平衡点的全局性结果, 这些都丰富了网络上非线性发生率研究的内容, 其中第二节是[101], 第三节是[104]的一些主要结果.

本章的结构安排如下: 首先给出了背景介绍, 第二节建立了考虑种群动力学因素的网络模型, 接着给出了均匀网络上非线性发生率的传染病模型, 第三节和第四节分别给出非均匀网络上非线性发生率和非单调发生率的传染病模型.

## §2.2 均匀网络上的非线性发生率模型

### §2.2.1 带有种群动力学因素的模型

在前面考虑的复杂网络上的传染病模型中, 如均匀网络模型(1.2.2), 非均匀无尺度网络模型(1.2.4), 都是不考虑种群的出生和自然死亡, 不考虑种群的迁出和迁入, 而实际上这些种群动力学因素在实际中是会影响疾病的传播的, 很多学者考虑了这方面的工作[43, 105–108], 因此我们来给出考虑种群动力学因素的非线性网络模型.

考虑个体分布在网络上, 网络上的节点要么是空的, 要么是被一个个体所占, 分别用0, 1, 2 来表示网络中节点的状态: 0表示没有个体占领的状态, 1表示个体是易感者, 2表示个体是染病者, 假设每个节点会以一定的概率改变状态. 假设$\Pi$表示网络中新增人群的比率, 即0状态的节点转变为1状态的节点的概率, 这部分人群包括新出生的人群或者迁入网络的人群. 如果易感者的最近的邻居节点是染病者, 则健康节点会依概率$\lambda$转变为染病者, 染病者节点会依概率$\delta$被治愈, 重新变成易感者. 易感者和染病者都会依概率$\mu$死亡或者迁出这个网络. 如果网络中的节点死亡或迁出该网络, 则网络节点的状态变成0. 当然每个节点也可能保持自己的状态. 我们定义$n_i(t)$表示节点在时刻$t$在$i$状态时最近的邻居数. 在均匀网络上$\lambda n_2(t)$可以写成$\lambda\langle k\rangle\rho(t)$, 这里$\langle k\rangle$表示网络的平均度, 并且上面的参数$\delta, \mu, \lambda$都是非负的. 这样我们可以得到下面的模型:

$$\begin{cases} \frac{d\vartheta(t)}{dt} = \Pi - \lambda\langle k\rangle\vartheta(t)\rho(t) - \mu\vartheta(t) + \delta\rho(t), \\ \frac{d\rho(t)}{dt} = \lambda\langle k\rangle\vartheta(t)\rho(t) - \mu\rho(t) - \delta\rho(t). \end{cases} \tag{2.2.1}$$

接下来分析模型(2.2.1)平衡点的存在性和稳定性, 我们知道当$t \to \infty$时, 系统总人口数量$N(t) = \vartheta(t) + \rho(t) \to \Pi/\mu$, 这样我们的分析将在模型(2.2.1)的正不变集中来考虑, 正不变集如下:

$$\Sigma = \{(\vartheta, \rho) : \vartheta, \rho \geq 0, \vartheta + \rho \leq \Pi/\mu\}.$$

令模型(2.2.1)的右端等于零, 我们可以得到模型(2.2.1)的两个平衡点: 无病平衡点$E_1^0 = (\Pi/\mu, 0)$和地方病平衡点$E_1 = (\vartheta_1, \rho_1)$. 无病平衡点的稳定性可以由模型(2.2.1)在$E_1^0$处的Jacobian矩阵的特征值来决定. 模型(2.2.1)在$E_1^0$处的Jacobian 矩阵为:

$$J_1 = \begin{pmatrix} -\mu & \delta - \frac{\lambda\langle k\rangle\Pi}{\mu} \\ 0 & \frac{\lambda\langle k\rangle\Pi}{\mu} - (\mu+\delta) \end{pmatrix}.$$

定义

$$R_1^0 = \frac{\lambda\langle k\rangle\Pi}{\mu(\mu+\delta)}. \tag{2.2.2}$$

如果$R_1^0 < 1$, 由Poincaré-Bendixson 定理[11], 我们知道在$\Sigma$内系统没有周期解, 从而无病平衡点$E_1^0$不仅是局部渐近稳定的, 而且也是全局渐近稳定的. 如

果$R_1^0 > 1$时, 无病平衡点$E_1^0$是不稳定的, $E_1$是全局渐近稳定的, $E_1$的全局渐近稳定性可以通过构造合适的Lyapunov函数给出判定, 这里不再详述.

从上面的分析可以看出, 在网络的传播中考虑了种群动力学因素后, 存在着基本再生数$R_1^0$, 它是和网络的平均度有关系的. 如果$R_1^0 < 1$, 疾病会从网络中灭绝; 如果$R_1^0 > 1$疾病将会爆发, 并且在网络中流行起来; 从(2.2.2)中可以看出: 当参数$\lambda, \Pi, \mu, \delta$ 固定时, 要想控制疾病的传播, 我们需要降低网络的平均度$\langle k\rangle$, 使得$R_1^0 < 1$.

### §2.2.2 模型的建立及平衡点的存在性

在上面的讨论中, 我们假设网络上的节点的邻居数是不变的, 即网络的平均度为一个恒定的常数$\langle k\rangle$, 只有当网络改变时, 这个值会发生变化. 事实上, 在疾病的传播中, 由于各种因素的干扰, 网络上节点的度, 传染率等会发生变化. 比如当疾病来临时, 疾病的感染率$\lambda$会依赖周围的染病者数量增多而增大, 因此在这里考虑了一个非线性函数$U(\rho, \alpha)$, 满足:

$(A1): U(0, \alpha) = U(\rho, 0) = 0$;

$(A2)$: 当$\rho > 0, \partial U/\partial \rho > 0$;

$(A3)$: 当$\rho > 0, \partial^2 U/\partial \rho^2 \leq 0$.

这样在均匀网络上的发生率$\lambda\langle k\rangle\vartheta(t)\rho(t)$就改变为$\lambda\langle k\rangle(1+U(\rho,\alpha))\vartheta(t)\rho(t)$. 条件$(A1)$表明如果$\rho$或者$\alpha$ 非常小, 非线性发生率可以近似的看成为双线性发生率, 如果对于非常大的$\rho$和$\alpha$, 非线性项$U(\rho, \alpha)$就起主要作用了. 这里$\alpha$可以认为是一个控制疾病传播的参数. 当$\alpha = 0$时, 发生率变成$\lambda\langle k\rangle\vartheta(t)\rho(t)$. 条件$(A2)$表明发生率将随着个体周围染病者节点数量的增加而增加. 条件$(A3)$表明增加的快慢程度. 于是基于均匀网络上的非线性传染病模型如下:

$$\begin{cases} \frac{d\vartheta(t)}{dt} = \Pi - \lambda\langle k\rangle(1 + U(\rho, \alpha))\vartheta(t)\rho(t) - \mu\vartheta(t) + \delta\rho(t), \\ \frac{d\rho(t)}{dt} = \lambda\langle k\rangle(1 + U(\rho, \alpha))\vartheta(t)\rho(t) - \mu\rho(t) - \delta\rho(t). \end{cases} \tag{2.2.3}$$

下面我们来分析这种模型的动力学性态, 主要关注非线性项和网络的平均度在疾病是否传播中所起的作用. $E_2^0=(\Pi/\mu,0)$是(2.2.3)的无病平衡点, 无病平衡点的稳定性可以由(2.2.3)在$E_2^0$处的Jacobian 矩阵的特征值来决定, 经过简单的计算, 我们知道如果$R_1^0<1$, $E_2^0$是局部渐近稳定的, 如果$R_1^0>1$是不稳定的. 接下来我们考虑如何由$R_1^0$确定地方病平衡点的个数和稳定性.

为了确定地方病平衡点的个数, 我们来解模型(2.2.3)的第二个方程, 得到

$$\vartheta(t)=\frac{\mu+\delta}{\lambda\langle k\rangle(1+U(\rho,\alpha))}, \tag{2.2.4}$$

然后将式子(2.2.4)代入(2.2.3)的第一个方程得到

$$\rho=\frac{\mu+\delta}{\lambda\langle k\rangle}\left(R_1^0-\frac{1}{1+U(\rho,\alpha)}\right)\triangleq\phi(\rho,\alpha). \tag{2.2.5}$$

模型(2.2.3)的地方病平衡点对应$\phi(\rho,\alpha)=\rho$的不动点, $\phi(\rho,\alpha)$ 的函数形式决定了这些平衡点的个数. 可以知道$\phi$ 有如下的性质:

(1) : $\phi_0=\phi(0,\alpha)=\frac{\mu+\delta}{\lambda\langle k\rangle}(R_1^0-1)$;

(2) : 当$\rho>0$, $\frac{\partial\phi}{\partial\rho}>0$;

(3) : 当$\rho>0$, $\frac{\partial^2\phi}{\partial\rho^2}<0$;

(4) : $\phi_\infty\equiv\lim\limits_{t\to\infty}\phi(\rho,\alpha)<\infty$.

从函数$\phi$的性质可以得出如下的定理:

**定理 2.2.1** (1) 当$R_1^0>1$时, 模型(2.2.3) 有唯一的地方病平衡点;

(2) 当$R_1^0=1$时, 如果有 $\left.\frac{\partial U}{\partial\rho}\right|_{\rho=0}>\frac{\lambda\langle k\rangle}{\mu+\delta}$成立, 模型(2.2.3) 有唯一的地方病平衡点, 否则没有地方病平衡点;

(3) 当$R_1^0<1$时, 模型(2.2.3) 没有, 或有一个, 或有两个地方病平衡点.

**证明:** 从函数$\phi$的性质(1)-(3) 可以看出$\phi$ 是一个单调递增且上凸的函数. 如果$R_1^0>1$, 则有$\phi_0>0$, 这样必存在唯一的$\rho^*>0$, 使得$\phi(\rho^*,\alpha)=\rho^*$[图2.2.1(a)]. 如果$R_1^0=1$, 即有$\phi_0=0$. 如果 $\left.\frac{\partial U}{\partial\rho}\right|_{\rho=0}>\frac{\lambda\langle k\rangle}{\mu+\delta}$, 则有 $\left.\frac{\partial\phi}{\partial\rho}\right|_{\rho=0}>1$. 这样, $\phi(\rho,\alpha)=\rho$ 有唯一的一个正根. 如果 $\left.\frac{\partial U}{\partial\rho}\right|_{\rho=0}\le\frac{\lambda\langle k\rangle}{\mu+\delta}$, 则没有正根[图2.2.1(b,c)]. 最后如果$R_1^0<1$, 即有$\phi_0<0$, 这种情形下就会出现没有根, 有一个根, 或有两个根的情况(图2.2.2).

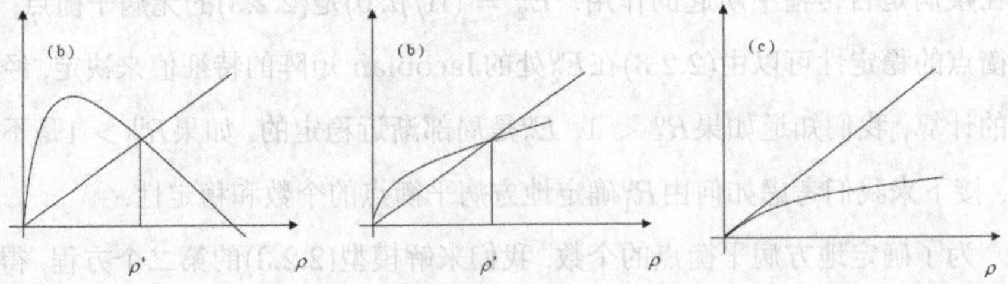


图 2.2.1: 函数$\phi(\rho,\alpha)$ 所确定的不动点的情形: (a)当$R_1^0>1$时有唯一不动点; (b) 和(c) 当$R_1^0=1$ 时有唯一不动点或没有不动点.

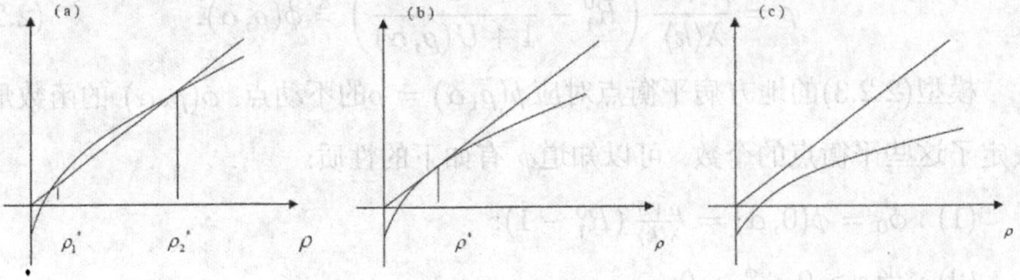


图 2.2.2: 当$R_1^0<1$时, $\phi(\rho,\alpha)$ 确定的不动点的情形: (a) 两个不动点; (b) 一个不动点; (c)没有不动点.

当$R_1^0<1$, 模型会出现没有, 有一个或有两个地方病平衡点, 具体的结果归纳为如下定理:

**定理 2.2.2** 如果$\left.\frac{\partial U}{\partial \rho}\right|_{\rho=0}>\frac{\lambda\langle k\rangle}{\mu+\delta}$ 满足, 则存在唯一的$R_1^*<1$, 使得:

(1) 如果$R_1^*<R_1^0<1$, 模型(2.2.3) 有两个地方病平衡点.

(2) 如果$R_1^0=R_1^*$, 模型(2.2.3)有唯一地方病平衡点.

(3) 如果$R_1^0<R_1^*$, 模型(2.2.3)没有地方病平衡点.

**证明:** 令$H(\rho,\alpha)=\phi(\rho,\alpha)-\rho$, 并且假设$\left.\frac{\partial U}{\partial \rho}\right|_{\rho=0}>\frac{\lambda\langle k\rangle}{\mu+\delta}$, 这表明$\left.\frac{\partial H}{\partial \rho}\right|_{\rho=0}>0$, 并且$\frac{\partial^2 H}{\partial \rho^2}<0$. 这样$\frac{\partial H}{\partial \rho}$ 是一个关于$\rho$单调递减的函数, 并且存在唯一的$\rho_0^*>0$使得$\left.\frac{\partial H}{\partial \rho}\right|_{\rho_0^*}=0$. 这表明$H$在$(0,\rho_0^*]$上是一个单调递增的函数, 而在$(\rho_0^*,1)$上是一个单调递减的函数. 又由于当$R_1^0<1$时$H(0)<0$, 当$R_1^0=1$时$H(0)=0$, 由

连续性可知, 必存在一个$R_1^*$ (这里$R_1^* < 1$), 使得$\frac{\partial H}{\partial \rho}$ 有唯一的根$\rho_0^*$且有 $\left.\frac{\partial H}{\partial \rho}\right|_{\rho_0^*} = H(\rho_0^*) = 0$. 这样对$R_1^0 \in (R_1^*, 1)$的某些值, $H$有两个根$\rho_1^*$ 和$\rho_2^*$. 假定 $\left.\frac{\partial \rho}{\partial R_1^0}\right|_{\rho_1^*} > 0$. 另外注意到$\left.\frac{\partial \phi}{\partial \rho}\right|_{\rho_1^*} > 1$, 我们有

$$\begin{aligned}\left.\frac{\partial \rho}{\partial R_1^0}\right|_{\rho_1^*} &= \left.\frac{\partial \phi}{\partial R_1^0}\right|_{\rho_1^*} = \frac{\mu+\delta}{\lambda\langle k\rangle} + \frac{\mu+\delta}{\lambda\langle k\rangle}\frac{1}{(1+U(\rho,\alpha))^2}\frac{\partial U}{\partial \rho}\left.\frac{\partial \rho}{\partial R_1^0}\right|_{\rho_1^*} \\ &= \frac{\mu+\delta}{\lambda\langle k\rangle} + \left.\frac{\partial \phi}{\partial \rho}\right|_{\rho_1^*}\left.\frac{\partial \rho}{\partial R_1^0}\right|_{\rho_1^*} > \frac{\mu+\delta}{\lambda\langle k\rangle} + \left.\frac{\partial \rho}{\partial R_1^0}\right|_{\rho_1^*},\end{aligned}$$

这是矛盾的. 这表明 $\left.\frac{\partial \rho}{\partial R_1^0}\right|_{\rho_1^*} < 0$, 这样在第一个无病平衡点处的染病者的数量将随着$R_1^0$ 的增加而减少. 同样的, $\left.\frac{\partial \rho}{\partial R_1^0}\right|_{\rho_2^*} > 0$也可以说明在第二个无病平衡点处的染病者的数量将随着$R_1^0$ 的增加而增加. 这样, $\left.\frac{\partial H}{\partial \rho}\right|_{\rho=\rho_0^*} = H(\rho_0^*) = 0$里面的数$R_1^*$是唯一的, 这样我们就完成了定理的证明.

从上面的分析可以看出, 基于均匀网络上带有非线性发生率的SIS模型和一般的双线性模型是不同的. 在一般的双线性模型中, 存在一个阈值$\lambda_c$, 对应着基本再生数$R_0 = \lambda\langle k\rangle$. 当$R_0 > 1$, 疾病将爆发并持续存在, 而当$R_0 < 1$, 疾病将会灭绝. 然而在非线性的传染病模型中, 当$R_1^0 > 1$时, 尽管疾病会爆发, 但是会有一个新的再生数出现, 当$R_1^* \leq R_1^0 < 1$疾病会持续生存, 当$R_1^0 < R_1^*$, 疾病才会灭绝.

### §2.2.3 平衡点的稳定性和分岔

前面讨论了模型平衡点的存在性, 接下来我们讨论平衡点的稳定性和分岔. 先来讨论平衡点的稳定性. 当$R_1^0 < R_1^*$时, 系统没有地方病平衡点, $\Sigma$为一个正的不变集, 这样我们由Poincaré-Bendixson定理知道在$\Sigma$内, 系统没有周期解, 从而无病平衡点$E_2^0$不仅是局部渐近稳定的, 而且也是全局渐近稳定的. 当$R_1^* < R_1^0 < 1$时, 系统有两个地方病平衡点: $E_1^*$和$E_2^*$. 利用文[92]中定理类似的证明地方病平衡点$E_1^*$是一个鞍点, 而地方病平衡点$E_2^*$或者是吸引的, 或者是排斥的. 当$R_1^0 \geq 1$时, 模型(2.2.3)有唯一地方病平衡点. 令$E^* = (\vartheta^*, \rho^*)$ 表示唯一的地

方病平衡点, $E^*$处对应的Jacobion矩阵为

$$J^* = \begin{pmatrix} J_{11} & J_{12} \\ J_{21} & J_{22} \end{pmatrix},$$

这里

$$\begin{aligned} J_{11} &= -\mu - \lambda\langle k\rangle[1+U(\rho^*,\alpha)]\rho^*, \\ J_{12} &= \delta - \lambda\langle k\rangle[1+U(\rho^*,\alpha)]\vartheta^* - \lambda\langle k\rangle\vartheta^*\rho^*U_\rho(\rho^*,\alpha), \\ J_{21} &= \lambda\langle k\rangle[1+U(\rho^*,\alpha)]\rho^*, \\ J_{22} &= \lambda\langle k\rangle\vartheta^*\rho^*U_\rho(\rho^*,\alpha). \end{aligned}$$

矩阵$J^*$ 的特征值是下列多项式的根,

$$P(\lambda) = \lambda^2 + M\lambda + N,$$

这里

$$\begin{aligned} M(\rho^*,\alpha) &= \mu + \lambda\langle k\rangle[1+U(\rho^*,\alpha)]\rho^* - \lambda\langle k\rangle\vartheta^*\rho^*U_\rho(\rho^*,\alpha), \\ N(\rho^*,\alpha) &= \lambda\langle k\rangle\mu\rho^*[1+U(\rho^*,\alpha) - U_\rho(\rho^*,\alpha)\vartheta^*]. \end{aligned}$$

当$R_1^0 > 1$时, 有

$$\begin{aligned} N(\rho^*,\alpha) &= \mu(\mu+\delta)\left(R_1^0(1+U(\rho^*,\alpha)) - 1 - \frac{\rho^*U_\rho(\rho^*,\alpha)}{1+U(\rho^*,\alpha)}\right) \\ &> \mu(\mu+\delta)\left(U(\rho^*,\alpha) - \frac{\rho^*U_\rho(\rho^*,\alpha)}{1+U(\rho^*,\alpha)}\right) \\ &= \frac{\mu(\mu+\delta)}{1+U(\rho^*,\alpha)}\{U(\rho^*,\alpha)[1+U(\rho^*,\alpha)] - \rho^*U_\rho(\rho^*,\alpha)\}. \end{aligned}$$

令$G(\rho^*,\alpha) = U(\rho^*,\alpha)[1+U(\rho^*,\alpha)] - \rho^*U_\rho(\rho^*,\alpha)$, 这里$\rho \geq 0$. 由条件(A2)-(A3)知道

$$\frac{\partial G}{\partial \rho} = U(\rho^*,\alpha)[1+U(\rho^*,\alpha)] - \rho^*U_\rho(\rho^*,\alpha) > 0.$$

又因为$G(0,\alpha)=0$, 所以我们得到在地方病平衡点$E^*$处有$N(\rho^*,\alpha)>0$. 这样$P(\lambda)$的根的实部符号相同, 所以唯一的地方病平衡点不是鞍点. 当$M(\rho^*,\alpha)>0$, 唯一的地方病平衡点$E^*$是稳定的结点或焦点; 当$M(\rho^*,\alpha)=0$, $E^*$是线性系统的中心; 当$M(\rho^*,\alpha)<0$, $E^*$是不稳定的结点或焦点; 当$M(\rho^*,\alpha)<0$, 由Poincare-Bendixson定理知道, 系统在区域$\Sigma$至少有一闭轨线. 综述上面的分析, 我们有下面的定理:

**定理 2.2.3** (1) 当$R_1^0<R_1^*$时, 系统无病平衡点$E_2^0$是全局渐近稳定的.

(2) 当$R_1^*<R_1^0<1$时, 系统有两个地方病平衡点: $E_1^*$是一个鞍点, $E_2^*$或者是吸引的, 或者是排斥的.

(3) 如果$R_1^0\geq 1$, 当$M(\rho^*,\alpha)>0$, 系统(2.2.3)的地方病平衡点$E^*$是稳定的结点或焦点; 当$M(\rho^*,\alpha)<0$, $E^*$是不稳定的结点或焦点; 且至少存在一闭轨线; 当$M(\rho^*,\alpha)=0$, $E^*$是线性系统的中心.

接下来我们考虑系统平衡点的Hopf分岔. Hopf分岔是一种比较特殊的分岔, 它是指当某些参数发生变化时, 系统从平衡点处分岔出闭轨线, 我们可以利用Hopf分岔来说明系统中出现的周期现象. 研究Hopf分岔除了Hopf分岔定理, 用的比较多的就是中心流形(center manifold)定理和规范型(norm form)理论. 在这里我们主要是利用变换将系统化成规范型来研究Hopf分岔.

考虑变换$\vartheta=\vartheta^*+x$, $\rho=\rho^*+y$, 这里$\vartheta^*=\frac{\mu+\delta}{\lambda\langle k\rangle(1+U(\rho^*,\alpha))}$, $\rho^*$满足(2.2.5). 经过一系列计算, 将系统变为下面的形式:

$$\begin{pmatrix} \frac{dx}{dt} \\ \frac{dy}{dt} \end{pmatrix} = A(\alpha)\begin{pmatrix} x \\ y \end{pmatrix} + \begin{pmatrix} -M_1(\alpha) \\ M_1(\alpha) \end{pmatrix},$$

这里

$$A(\alpha)=\begin{pmatrix} \delta-(\mu+\delta)R_1^0[1+U(\rho^*,\alpha)] & -\mu-\lambda\langle k\rangle U_\rho(\rho^*,\alpha)\rho^*\vartheta^* \\ (\mu+\delta)R_1^0[1+U(\rho^*,\alpha)]-(\mu+\delta) & \lambda\langle k\rangle U_\rho(\rho^*,\alpha)\rho^*\vartheta^* \end{pmatrix},$$

并且

$$M_1(\alpha) = \lambda\langle k\rangle U_2(y,\alpha)\rho^*\vartheta^* + \lambda\langle k\rangle\{[1+U(\rho^*,\alpha)]xy + [yU_\rho(\rho^*,\alpha)+U_2(y,\alpha)](x\rho^*+y\vartheta^*+xy)\},$$

这里$U_2(y,\alpha)$表示关于y的展开式中二阶和高阶项:

$$U(\rho^*+y,\alpha) = U(\rho^*,\alpha) + yU_\rho(\rho^*,\alpha) + U_2(y,\alpha).$$

因为当$\alpha=\alpha^*$时,

$$\begin{aligned}\text{trace}(A(\alpha)) &= \delta-(\mu+\delta)R_1^0[1+U(\rho^*,\alpha)] + \lambda\langle k\rangle U_\rho(\rho^*,\alpha)\rho^*\vartheta^* \\ &= -M(\rho^*,\alpha) = 0.\end{aligned}$$

定义

$$\theta = (\mu+\delta)R_1^0[1+U(\rho^*,\alpha)]-\delta,$$

Jacobian 矩阵$A(\alpha)$ 变为

$$A(\alpha) = \begin{pmatrix} -\theta & -\mu-\theta \\ \theta-\mu & \theta \end{pmatrix}.$$

接下来求系统的规范型. 令$p$为矩阵$A(\alpha)$的对应$i\omega$的特征向量, 即$A(\alpha)p = i\omega p$, 这里$p=(p_1,p_2)^T$, $\omega^* = \sqrt{N(\rho^*,\alpha)}$. 容易求出

$$p = \frac{i}{2\omega}\begin{pmatrix} -(\mu+\theta) \\ \theta+i\omega^* \end{pmatrix}.$$

令$p = Re(p)+Im(p)$, 则有

$$\begin{cases} A(\alpha^*)Re(p) = -\omega^* Im(p), \\ A(\alpha^*)Im(p) = \omega^* Re(p). \end{cases}$$

定义$Q = (Re(p), Im(p))$, 显然有

$$Q^{-1}A(\alpha)Q = \begin{pmatrix} 0 & \omega^* \\ -\omega^* & 0 \end{pmatrix},$$

这里

$$Q = \begin{pmatrix} -(\mu+\theta) & 0 \\ \theta & \omega^* \end{pmatrix},$$

令$(\xi, \eta)^T = Q^{-1}(x, y)^T$, 这样我们就可以得到系统如下的规范型

$$\begin{cases} \frac{d\xi}{dt} = \omega^*\eta + \frac{1}{\mu+\theta}\tilde{M}_1(\xi, \eta), \\ \frac{d\eta}{dt} = -\omega^*\xi + \frac{\mu}{\omega^*(\mu+\theta)}\tilde{M}_1(\xi, \eta), \end{cases}$$

这里$\tilde{M}_1(\xi, \eta) = M_1(x, y, \alpha)$. 又因为

$$\frac{d}{d\alpha}trace(\alpha)\bigg|_{\alpha=\alpha^*} = -\frac{dM}{d\alpha}\bigg|_{\alpha=\alpha^*} \neq 0.$$

这样我们知道当$\frac{dM}{d\alpha}\big|_{\alpha=\alpha^*} < 0(\frac{dM}{d\alpha}\big|_{\alpha=\alpha^*} > 0)$时, 如果$\alpha < \alpha^*(\alpha > \alpha^*)$, $E^*$是局部渐近稳定的, 如果$\alpha > \alpha^*(\alpha < \alpha^*)$, $E^*$是不稳定的, 当$\alpha = \alpha^*$时, 系统存在Hopf分岔. 为了确定Hopf 分岔的方向, 我们来计算平衡点处的第一Lyapunov系数. 参考[8, 9, 16]计算第一Lyapunov系数的方法, 我们可以得到系统(2.2.3)的第一Lyapunov 系数

$$\begin{aligned} \sigma &= \frac{1}{16}(\omega^{*2}+\theta^2)M_{1yyy} - \frac{1}{16}(\omega^{*2}+\theta^2+2\theta(\mu+\theta))M_{1yyy} \\ &- \frac{1}{16(\mu+\theta)^2\omega^{*2}}[\omega^{*2}-\mu^2][\theta M_{1yy} - (\mu+\theta)M_{1xy}] \\ &\quad [(\theta^2+\omega^{*2})M_{1yy} - 2\theta(\mu+\theta)M_{1xy}] \\ &- \frac{\mu}{16\omega^{*2}(\mu+\theta)^2}\{\omega^{*4}M_{1yy}^2 - \theta^2[\theta M_{1yy} - 2(\mu+\theta)M_{1yy}]^2\}, \end{aligned} \tag{2.2.6}$$

这里

$$\begin{aligned} M_{1xy}(0,0,\alpha^*) &= \lambda\langle k\rangle[1+U(\rho^*,\alpha)+\rho^*U_\rho(\rho^*,\alpha^*)], \\ M_{1yy}(0,0,\alpha^*) &= \lambda\langle k\rangle[2U_\rho(\rho^*,\alpha^*)+\rho^*U_{\rho\rho}(\rho^*,\alpha^*)]\vartheta^*, \\ M_{1xyy}(0,0,\alpha^*) &= \lambda\langle k\rangle[2U_\rho(\rho^*,\alpha^*)+\rho^*U_{\rho\rho}(\rho^*,\alpha^*)], \\ M_{1yyy}(0,0,\alpha^*) &= \lambda\langle k\rangle[3U_{\rho\rho}(\rho^*,\alpha^*)+\rho^*U_{\rho\rho\rho}(\rho^*,\alpha^*)]\vartheta^*, \end{aligned}$$

$U_\rho, U_{\rho\rho}, U_{\rho\rho\rho}$分别表示$U$关于$\rho$的一阶, 二阶和三阶导数. 这样, 利用[9]定理8.6, 我们有下面的结果.

**定理 2.2.4** 当$\sigma \neq 0$ 时, 从$E^*$分岔出周期解曲线:

(1) 当$\sigma < 0$ 时, 如果$\frac{dM}{d\alpha}\big|_{\alpha=\alpha^*} < 0$, 则系统存在超临界Hopf分岔; 如果$\frac{dM}{d\alpha}\big|_{\alpha=\alpha^*} > 0$, 系统存在后向超临界Hopf分岔.

(2) 当$\sigma > 0$ 时, 如果$\frac{dM}{d\alpha}\big|_{\alpha=\alpha^*} > 0$, 则系统存在亚临界Hopf 分岔; 如果$\frac{dM}{d\alpha}\big|_{\alpha=\alpha^*} < 0$, 系统存在后向亚临界Hopf分岔.

当$R_1^0 > 1$时, 如果亚临界的Hopf分岔导致不稳定极限环的出现, 则系统就会出现两个极限环. 事实上, 当$R_1^0 > 1$时, $E_0$是不稳定的, $E^*$是$\Omega$中唯一的地方病平衡点, 因为$\Omega$是有界的正的不变集, 如果系统存在亚临界Hopf分岔, 则从不稳定的极限环外面出发的轨道都会趋向于稳定的极限环, 这就验证了两个极限环共存: 里面一个是不稳定的, 外面一个是稳定的.

简单地说明一下$R_1^* < R_1^0 < 1$的情形, 此时, 系统有两个正平衡点$E_1^*(\vartheta_1^*, \rho_1^*)$和$E_2^*(\vartheta_2^*, \rho_2^*)$, 这里$\rho_1^* < \rho_2^*$. 类似于上面的讨论, 有下面的定理.

**定理 2.2.5** 如果$R_1^* < R_1^0 < 1$, 地方病平衡点$E_1^*$ 是一个鞍点, 而地方病平衡点$E_2^*$: 当$M(\alpha) > 0$时, $E_2^*$是稳定的结点或焦点; 当$M(\alpha) < 0$时, $E_2^*$是不稳定的结点或焦点; 当$M(\alpha) = 0$时, $E_2^*$是线性系统的中心.

**定理 2.2.6** 当$\sigma \neq 0$ 时, 从$E_2^*$分岔出周期解曲线:

(1) 当$\sigma < 0$ 时, 如果$\frac{dM}{d\alpha}\big|_{\alpha=\alpha^*} < 0$, 则系统存在超临界Hopf分岔; 如果$\frac{dM}{d\alpha}\big|_{\alpha=\alpha^*} > 0$, 系统存在后向超临界Hopf分岔.

(2) 当$\sigma > 0$ 时, 如果$\frac{dM}{d\alpha}\big|_{\alpha=\alpha^*} > 0$, 则系统存在亚临界Hopf 分岔; 如果$\frac{dM}{d\alpha}\big|_{\alpha=\alpha^*} < 0$, 系统存在后向亚临界Hopf分岔.

### §2.2.4 例子和数值模拟

接下来我们来考虑一个非线性发生率的例子: 这里$U(\rho, \alpha) = \alpha\rho^q$, $0 < q \leq$

1. 这是一个无界的例子. 通过计算可得

$$M(\rho,\alpha)=\frac{\mu+\delta}{1+U}[R_1^0(1+U)^2-\frac{\delta}{\mu+\delta}(1+U)-qU].$$

这样, $M(\rho,\alpha)=0$当且仅当

$$h(U)=R_1^0(1+U)^2-\frac{\delta}{\mu+\delta}(1+U)-qU=0.$$

简单的计算可以知道$h(U)$有两个实根当且仅当

$$R_1^0\leq\frac{(\delta+q\mu+q\delta)^2}{4q(\mu+\delta)^2},$$

否则就没有正实根. 这样如果上式满足, 则存在正数$\alpha_1,\alpha_2$, 使得$M(\rho^*(\alpha_1),\alpha_1)=M(\rho^*(\alpha_2),\alpha_2)=0$, 我们也可以计算得到在$\alpha_1$处有$\frac{dM}{d\alpha}<0$, 而在$\alpha_2$处有$\frac{dM}{d\alpha}>0$, 这样有下面的定理.

**定理 2.2.7** 当$1\leq R_1^0\leq\frac{(\delta+q\mu+q\delta)^2}{4q(\mu+\delta)^2}$时, 则系统在$\alpha_1$处存在前向Hopf分岔, 在$\alpha_2$处存在后向Hopf分岔. 当$\sigma<0$时, 分岔是超临界的, 当$\sigma>0$时, 分岔是亚临界的.

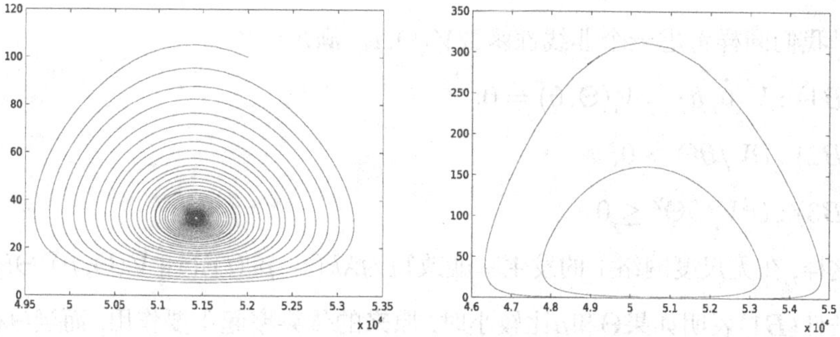


图 2.2.3: 函数$(\vartheta(t),\rho(t))$的相图, 这里平衡点是稳定的(左); 出现了两个极限环, 外面是稳定的, 里面是不稳定的(右)

为了模拟理论的结果, 我们给出下面的参数值[92, 96]: $\Pi=1850$, $\langle k\rangle=5$, $\lambda=0.0001$, $\mu=0.02$, $\delta=10$, 当$q<0.0001$时, $R_1^0=1.8015>1$, 模型有唯一的正平衡点和分岔情形(见图2.2.3).

## §2.3 非均匀网络上的非线性发生率模型

### §2.3.1 模型的建立

在前面的讨论中, 我们考虑了种群的动力学因素, 即除了考虑发生率因素之外, 还考虑种群的出生, 死亡以及迁入迁出等种群动力学因素. 在接下来的非均匀网络中, 为了集中来研究非线性发生率在网络传播中的作用, 我们忽略种群动力学因素. 在前面一章中, 我们给出了无尺度网络上的传染病模型, 在式子(1.2.4)中, 最后一项$\lambda k(1-\rho_k(t))\Theta(\rho(t))$称为发生率, 发生率是与是节点的度$k$, 传染率$\lambda$, 概率$\Theta(\rho(t))$成正比的. 这里

$$\Theta(\rho(t)) = \frac{1}{\langle k\rangle}\sum_k kP(k)\rho_k(t), \tag{2.3.1}$$

它表示任给一条边指向染病节点的概率. 在上面的无尺度网络模型中, 传染率$\lambda$是一个固定的常数, 并没有考虑到随着周围染病节点的增多, 传染率会发生变化. 在这里我们同样考虑一个非线性函数$V(\Theta,\mu)$ 满足:

$(B1): V(0,\mu) = V(\Theta,0) = 0;$

$(B2): \partial V/\partial\Theta > 0;$

$(B3): \partial^2 V/\partial\Theta^2 \leq 0.$

这样, 在无尺度网络上的发生率就改写为$\lambda k(1-\rho_k(t))(1+V(\Theta,\mu))\Theta(\rho(t))$. 这里条件$(B1)$表明如果$\Theta$和$\mu$比较小时, 原来的传染率起主要作用, 而当$\Theta$和$\mu$比较大时, 非线性项$V$ 占主导作用. 当$\mu=0$时, 系统的发生率变成原来的发生率$\lambda k(1-\rho_k(t))\Theta$. 同上一节一样, 条件$(B2)$表示发生率将随着染病者数量的增加而增加. 条件$(B3)$表明增加的快慢程度. 于是基于无尺度网络上的非线性发生率模型变为:

$$\dot\rho_k(t) = -\rho_k(t) + \lambda k(1-\rho_k(t))(1+V(\Theta,\mu))\Theta, \tag{2.3.2}$$

接下来我们考虑模型平衡点的存在性. 令式子(2.3.2)右端为零, 可以求得

$$\rho_k = \frac{\lambda k(1+V(\Theta,\mu))\Theta}{1+\lambda k(1+V(\Theta,\mu))\Theta}, \tag{2.3.3}$$

将(2.3.3)代入(2.3.1)可以得到$\Theta$在平衡点处的值:

$$\Theta = \frac{\lambda}{\langle k\rangle}\sum_k k^2P(k)\frac{(1+V(\Theta,\mu))\Theta}{1+\lambda k(1+V(\Theta,\mu))\Theta} \triangleq \Phi(\Theta). \tag{2.3.4}$$

显然, $\Theta = 0$是(2.3.4)的一个解, 它对应着系统的无病平衡点$\rho_k(t) = 0, k = 1,2,\cdots$. 下面我们来考虑系统(2.3.2)正平衡点的存在性. 我们记$V' \triangleq \partial V/\partial\Theta$和$V'' \triangleq \partial^2 V/\partial\Theta^2$, 容易验证$\Phi$满足下面的性质:

(5) : $\Phi_0 = \Phi(0,\mu) = 0$;

(6) : $\Phi_1 = \Phi(1,\mu) < 1$;

(7) : $\frac{\partial\Phi}{\partial\Theta} = \frac{\lambda}{\langle k\rangle}\sum_k k^2P(k)\frac{1+V(\Theta,\mu)+V'(\Theta,\mu)\Theta}{(1+\lambda k(1+V(\Theta,\mu))\Theta)^2} > 0$;

(8) : $\frac{\partial^2\Phi}{\partial\Theta^2} = \frac{\lambda}{\langle k\rangle}\Sigma_k k^2P(k)\frac{(2V'+V''\Theta)(1+\lambda k(1+V)\Theta)-\lambda(1+V+\Theta V')^2}{(1+\lambda k(1+V)\Theta)^3}$.

令

$$F(\Theta) = (2V'+V''\Theta)(1+\lambda k(1+V)\Theta) - \lambda(1+V+\Theta U')^2, \tag{2.3.5}$$

如果$F(\Theta) < 0$, 则有$\Phi''(\Theta) < 0$. 这样如果存在另外一个解$0 < \Theta < 1$, 其必然要有$\Phi'(\Theta)|_{\Theta=0} > 1$, 也就是说$\lambda\langle k^2\rangle/\langle k\rangle > 1$, 这里$\langle k^2\rangle = \sum_k k^2P(k)$. 令

$$R_2 = \lambda\frac{\langle k^2\rangle}{\langle k\rangle}, \tag{2.3.6}$$

这里$R_2$ 称为无尺度网络上的基本再生数.

如果$\Phi''(\Theta)$是变号的, 则有两个或更多解共同存在, 它们对应着模型(2.3.2)的稳定或不稳定的地方病平衡点. 从生物学意义上来看疾病传播的长期行为是依赖于初始时刻状态的分布. 例如: 考虑分别位于两个不同的吸引域中的初始状态, 它们将会有不同的渐近行为.

### §2.3.2 无病平衡点的稳定性

在这一节中我们来考虑无尺度网络上带有非线性发生率模型的无病平衡点

的稳定性. 无病平衡点处的Jacobin矩阵为:

$$J_2 = \begin{pmatrix} -1 & \cdots & 0 \\ \vdots & \ddots & \vdots \\ 0 & \cdots & -1 \end{pmatrix} + \frac{\lambda}{\langle k \rangle} \begin{pmatrix} 1 \\ \vdots \\ N \end{pmatrix} \begin{pmatrix} 1 \times P(1) & \cdots & N \times P(N) \end{pmatrix}.$$

矩阵$J_2$有$N-1$ 个特征值等于$-1$: $\mu_1, \cdots = \mu_{N-1} = -1$, 第$N$个特征值是

$$\mu_N = -1 + \lambda \frac{\langle k^2 \rangle}{\langle k \rangle}. \tag{2.3.7}$$

基于上面的分析, 我们有下面的定理:

**定理 2.3.1** 当$R_2 \leq 1$时, 模型(2.3.2)的无病平衡点在区域$[0,1]^N$ 是渐近稳定的; 当$R_2 > 1$时, 如果$F(\Theta) < 0$则存在唯一的正平衡点.

这个结果的生物学意义是如果疾病的传播阈值$R_2$不超过1, 则疾病不会爆发. 如果$R_2 > 1$, 则存在地方病平衡点, 从任一初始点出发的解最终都趋向于平衡位置. 换句话说, 不管网络结构多么复杂, 也不管个体的初始值是多少, 疾病的流行或灭绝仅会依赖于基本再生数.

## §2.4 带有非单调发生率的网络模型

### §2.4.1 模型的建立

令$s_k(t)$和$\rho_k(t)$为$t$时刻度为$k$的易感者和染病者的密度, 令$N_k(t) := s_k(t) + \rho_k(t)$, 这样可以得到

$$\begin{cases} s'_k = -\lambda k s_k(t)\Theta(t) + \gamma \rho_k(t), \\ \rho'_k = \lambda k s_k(t)\Theta(t) - \gamma \rho_k(t). \end{cases} \tag{2.4.1}$$

在文[104]中考虑了这样一个非线性的发生率

$$\lambda k s_k(t) g(\Theta) := \lambda k s_k(t) \frac{\Theta}{1 + \alpha \Theta^2}, \tag{2.4.2}$$

这里$\alpha \geq 0$是一个参数，这样基于网络的SIS模型变为下面一个微分方程组:

$$\begin{cases} s_k' = -\lambda k s_k(t) g(\Theta(t)) + \gamma \rho_k(t), \\ \rho_k' = \lambda k s_k(t) g(\Theta(t)) - \gamma \rho_k(t). \end{cases} \tag{2.4.3}$$

### §2.4.2 正解与传播阈值

系统的初始条件满足: $0 \leq s_k(0),\ \rho_k(0) \leq 1,\ s_k(0) + \rho_k(0) = 1,\ k = 1, 2, \cdots, n,\ \Theta(0) = 0$. 注意到$N_k'(t) = 0$和对所有的$t$, 有$s_k(t) + \rho_k(t) = 1$, 这样系统(2.4.3)变成下面的形式:

$$\rho_k'(t) = \lambda k (1 - \rho_k(t)) \frac{\Theta(t)}{1 + \alpha \Theta^2(t)} - \rho_k(t). \tag{2.4.4}$$

这样就可以得到如下关于正解的引理:

**引理 2.4.1** 令$(s_1, \rho_1, \cdots, s_n, \rho_n)$为系统(2.4.3)的解, 则对所有$t > 0$, 对所有$k = 1, 2, \cdots, n$, 都有$0 < s_k(t) < 1$, $0 < \rho_k(t) < 1$, $0 < \Theta(t) < 1$.

**证明:** 首先, 可以得到对所有$k = 1, 2, \cdots, n$, 对所有$t > 0$, 都有$\rho_k(t) < 1$. 事实上, $\rho_k(0) \leq 1$, 利用系统(2.4.4) 和$\rho_k(t)$的连续性, 可以知道存在一个充分小的$\delta > 0$, 使得当$0 < t < \delta$时$\rho_k(t) < 1$; 要证明对所有$t > 0$时都有$\rho_k(t) < 1$. 如若不然, 则存在$t_0 \geq \delta > 0$, 使得$\rho_k(t_0) = 1$, 而当$0 < t < t_0$时$\rho_k(t) < 1$. 从系统(2.4.4)中可以得出$\rho_k'(t_0) = -1 < 0$, 这表明了存在$0 < \bar{t} < t_0$, 使得$\rho_k(\bar{t}) > 1$, 这是矛盾的. 这样就证明了对所有$k = 1, 2, \cdots, n$, 对所有$t > 0$, 都有$\rho_k(t) < 1$. 下面证明对所有$t > 0$, 都有$\rho_k(t) > 0$. 对(2.4.4)两边同时积分有

$$\rho_k(t) = \rho_k(0) e^{-t} + \int_0^t e^{-(t-u)} \lambda k (1 - \rho_k(u)) \frac{\Theta(u)}{1 + \alpha \Theta^2(u)} du. \tag{2.4.5}$$

如果此论断不真, 则存在整数$k_1 \in \{1, 2, \cdots, n\}$和$t_1 > 0$, 使得对所有$k$和$0 \leq t < t_1$有$\rho_k(t) > 0$, 而$\rho_k(t_1) = 0$. 然而, 据式子(2.4.5)有

$$\rho_{k_1}(t_1) = \rho_{k_1}(0) e^{-t_1} + \int_0^{t_1} e^{-(t_1-u)} \lambda k (1 - \rho_k(u)) \frac{\Theta(u)}{1 + \alpha \Theta^2(u)} du > 0,$$

显然是矛盾的. 这样得出对所有$k$和所有$t>0$, 都有$0<\rho_k(t)<1$. 同理可以得出对所有$k$和所有$t>0$, 都有$0<s_k(t)<1$, $0<\Theta(t)<1$.

容易知道, 存在无病平衡点$\rho_k=0$. 对于正平衡点, 令(2.4.4)的右端为零可以得出:

$$\rho_k=\frac{\lambda k\Theta}{1+\lambda k\Theta+\alpha\Theta^2}. \tag{2.4.6}$$

这里$\Theta=\langle k\rangle^{-1}\sum_{h=1}^{n}hP(h)\rho_h$. 将式子(2.4.6)代入$\Theta$,可以得到方程$\Theta f(\Theta)=\Theta$, 这里

$$f(\Theta)=\frac{1}{\langle k\rangle}\sum_{h=1}^{n}\frac{\lambda h^2\Theta}{1+\lambda h\Theta+\alpha\Theta^2}.$$

由于$f'(\Theta)<0$和$f(1)<1$, 当且仅当$f(0)>1$时方程$\Theta f(\Theta)=\Theta$ 有唯一的非平凡解, 也就是$\frac{\lambda\langle k^2\rangle}{\langle k\rangle}>1$. 这样, 就有下面的引理:

**引理 2.4.2** 定义疾病传播阈值

$$\lambda_c:=\frac{\langle k\rangle}{\langle k^2\rangle}. \tag{2.4.7}$$

如果$\lambda>\lambda_c$, 则系统(2.4.4)存在唯一的正平衡点$\rho_k^*$, 这里

$$\rho_k^*=\frac{\lambda k\Theta^*}{1+\lambda k\Theta^*+\alpha\Theta^{*2}},\quad \Theta^*=\langle k\rangle^{-1}\sum_{h=1}^{n}hP(h)\rho_h^*.$$

## §2.4.3 平衡点的稳定性

**引理 2.4.3** 对于一个实的$n\times n$的矩阵$A=(a_{ij})$, 这里$a_{ij}=\delta_{ij}\sigma_i+p_iq_j$ $(p_i,q_j\geq 0)$, 并且$\delta_{ij}$为Kronecker符号, 则$A$的行列式为

$$\det(A)=\sigma_1\sigma_2\cdots\sigma_n+p_1q_1\sigma_2\sigma_3\cdots\sigma_n+\cdots+\sigma_1\sigma_2\cdots\sigma_{n-1}p_nq_n.$$

特别的, 如果$\sigma_i\neq 0$, 则

$$\det(A)=\left(1+\sum_{i=1}^{n}\frac{p_iq_i}{\sigma_i}\right)\prod_{i=1}^{n}\sigma_i.$$

下面给出无病平衡点的局部稳定性.

**定理 2.4.4** 系统(2.4.3)的无病平衡点是局部渐近稳定的如果$\lambda < \lambda_c$; 如果$\lambda > \lambda_c$则不稳定.

**证明:** 考虑系统(2.4.4)在无病平衡点处的Jacobian矩阵

$$A = \begin{pmatrix} -1+\frac{\lambda\cdot 1\cdot 1\cdot P(1)}{\langle k\rangle} & \frac{\lambda\cdot 1\cdot 2\cdot P(2)}{\langle k\rangle} & \cdots & \frac{\lambda\cdot 1\cdot nP(n)}{\langle k\rangle} \\ \frac{\lambda\cdot 2\cdot 1\cdot P(1)}{\langle k\rangle} & -1+\frac{\lambda\cdot 2\cdot 2\cdot P(2)}{\langle k\rangle} & \cdots & \frac{\lambda\cdot 2\cdot nP(n)}{\langle k\rangle} \\ \vdots & \vdots & \ddots & \vdots \\ \frac{\lambda\cdot n\cdot 1\cdot P(1)}{\langle k\rangle} & \frac{\lambda\cdot n\cdot 2\cdot P(2)}{\langle k\rangle} & \cdots & -1+\frac{\lambda\cdot n\cdot nP(n)}{\langle k\rangle} \end{pmatrix}.$$

为了得到$A$的特征值, 令$A-\mu I$的元素为$a_{ij}=\delta_{ij}\sigma_i+p_iq_j$, 这里$\sigma_i=-1-\mu$, $p_i=\lambda i$, $q_j=jP(j)/\langle k\rangle$. 这样根据引理2.4.3, 可以得到特征方程为:

$$\det(A-\mu I_n)=(-1-\mu)^{n-1}\left(-1-\mu+\frac{\lambda\langle k^2\rangle}{\langle k\rangle}\right)=0$$

容易知道$\mu=-1$是重数为$n-1$的负特征根. 这样无病平衡点的稳定性就由特征根

$$-1-\mu+\frac{\lambda\langle k^2\rangle}{\langle k\rangle}=0$$

来决定. 显然当$\lambda<\lambda_c$时$\mu<0$,这样就可以得到当$\lambda<\lambda_c$ 系统的平衡点是稳定的, 反之是不稳定的.

接下来考虑系统的无病平衡点是全局吸引的. 有下面的定理:

**定理 2.4.5** 如果$\lambda < \lambda_c$, 系统(2.4.3)的无病平衡点是全局渐近稳定的; 如果$\lambda = \lambda_c$则是全局吸引的.

**证明:** 考虑系统(2.4.4)则有

$$\begin{aligned}\Theta'(t) &= -\Theta(t)+\frac{\lambda}{\langle k\rangle}\sum_{h=1}^{n}h^2P(h)(1-\rho_h(t))\frac{\Theta(t)}{1+\alpha\Theta^2(t)} \\ &= \Theta(t)\left(-1+\frac{1}{1+\alpha\Theta^2(t)}\frac{\lambda\langle k^2\rangle}{\langle k\rangle}-\frac{1}{1+\alpha\Theta^2(t)}\frac{\lambda}{\langle k\rangle}\sum_{h=1}^{n}h^2P(h)\rho_h(t)\right).\end{aligned}$$

由于$\rho_k(t) > 0$和$\Theta(t) > 0$, 这样可以得出

$$\Theta'(t) < \frac{(\lambda - \lambda_c)\Theta(t)}{\lambda_c}.$$

于是当$\lambda \leq \lambda_c$时, 有$\Theta'(t) < 0$, 这样$\lim_{t\to\infty}\Theta(t) = 0$. 又因为$P(k) > 0$, 我们有$\lim_{t\to\infty}\rho_k(t) = 0$. 这就证明了当$\lambda \leq \lambda_c$, 系统(2.4.3)的无病平衡点是全局吸引的; 又根据定理2.4.4可以得出当$\lambda < \lambda_c$, 系统(2.4.3)的无病平衡点是全局稳定.

另外, 还得出了系统(2.4.3)的无病平衡点是持久的. 为此需要下面的引理, 这个引理在证明持久性时经常用到.

**引理 2.4.6** 考虑如下系统

$$\frac{dy}{dt} = Ay + N(y), \tag{2.4.8}$$

其中$A$ 是一个$n \times n$ 的矩阵, 在区域$D(D \subset R^n)$内$N(y)$连续可微. 若系统满足下面的五个条件:

(1) 紧致凸集$C \subset D$ 是系统(2.4.8)的正的不变集, 并且$0 \in C$;

(2) $\lim\limits_{y\to 0}\|N(y)\|/\|y\| = 0$;

(3) 存在一个实数$r > 0$和$A^\top$的一个实的特征向量$\omega$, 对于所有的$y \in C$使得$\omega \cdot y \geq r\|y\|$成立;

(4) 对于所有的$y \in C$有$\omega \cdot N(y) \leq 0$;

(5) 在集合$H = \{y \in C \mid (\omega \cdot N(y)) = 0\}$中$y = 0$是系统(2.4.8)的最大的正的不变集.

则要么$y = 0$在$C$中是全局渐近稳定的, 要么对于任意的$y_0 \in C - \{0\}$, 系统(2.4.8)的解$\phi(t, y_0)$满足$\liminf\limits_{t\to\infty}\|\phi(t, y_0)\| \geq m$, 其中$m > 0$与$y_0$无关, 并且系统(2.4.8)存在一个常数解, $y = k$, $k \in C - \{0\}$.

持久性的定理如下:

**定理 2.4.7** 当$\lambda > \lambda_c$, 系统(2.4.3)是持久的, 即存在常数$\xi > 0$, 使得对任意初值不为零的解都有

$$\liminf_{t\to\infty}\{\rho_k(t)\}_{k=1}^n \geq \xi.$$

**证明:** 令$\rho = (\rho_1, \rho_2, \cdots, \rho_n)^\top$, 则系统(2.4.4)可以写成

$$\rho'(t) = A\rho(t) + N(\rho). \tag{2.4.9}$$

这里$A = (a_{ij})$是一个实的$n \times n$的矩阵, 这里$a_{ij} = -\delta_{ij}\sigma_i + \lambda ijP(j)/\langle k\rangle$, 并且$\delta_{ij}$为Kronecker符号, 非线性向量$N(\rho) = (N_1(\rho), N_2(\rho), \cdots, N_n(\rho))^\top$, 这里

$$N_k(\rho) = \frac{-\lambda k\rho_k\Theta - \lambda k\alpha\Theta^3}{1 + \alpha\Theta^2(t)}, \quad k = 1, 2, \cdots, n.$$

记$S(A) := \max \Re(\mu)$, 这里$\Re(\mu)$是$A$的所有特征值的实部. 令$\Omega := \{(\rho_1, \cdots, \rho_n) : 0 \leq \rho_k \leq 1\}$. 根据引理2.4.6, 有$\Omega$是系统(2.4.8)的正不变集. 然后通过验证系统(2.4.8) 满足引理的条件, 这里我们不再验证, 有兴趣的读者可以参考文献的详细证明, 从而根据引理可以得出当$\lambda > \lambda_c$时, $\rho = 0$是系统(2.4.8)的不稳定的平衡点, 从而再由引理可以得证.

另外, 作者还进行了一些数值模拟, 选取$\alpha = 5$从而保证$g(\Theta)$是一个非单调函数, 图2.4.4给出了不同的$\alpha$对应不同$g(\Theta)$的函数图像. 取$P(k) = \beta k^{-3}$, 这里$\beta$的选择保证$\sum_{k=1}^{500} = 1$. 数值模拟的结果证明了理论的正确性, 详细的模拟情况读者可以参看该文献.

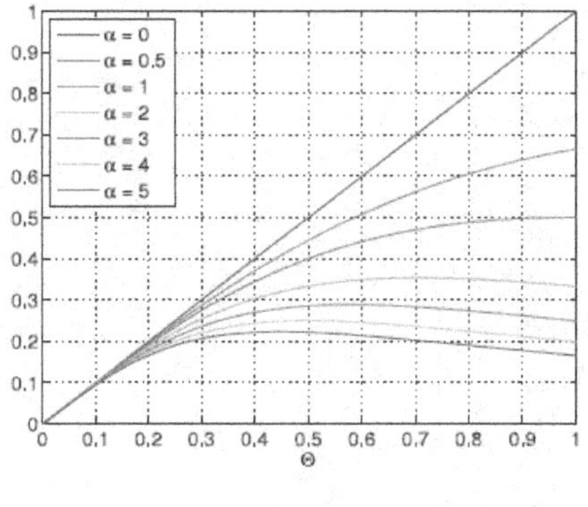


图 2.4.4: 不同的$\alpha$对应不同$g(\Theta)$的函数图像

## §2.5 本章小结

在这一章里，我们研究了复杂网络上带有非线性发生率的传染病模型. 和其他复杂网络上的非线性发生率所不同的是: 一般的复杂网络上的发生率是基于网络中节点的度进行考虑的，发生率是度的一个非线性函数.

从本章可以看出，模型中引入非线性发生率会使模型变得复杂起来，当然这些模型是更加符合实际中的传播现象的. 通过研究发现，模型中的基本再生数是不依赖于非线性发生率的，然而平衡点的个数及其动力学行为却是和非线性的形式有关系. 另外还考虑了无病平衡点的稳定性，系统的持久性，至于无尺度网络模型的地方病平衡点的存在性，稳定性和其他类型的分岔，以后可以进一步的讨论.

# 第三章 网络上多种群传染病模型

本章主要研究了网络上多种群的传染病动力学模型, 研究了非均匀网络上两种群的传染病动力学模型; 另外还研究了网络上性传播疾病模型, 网络上带有多个染病体的模型. 对于所给出的模型进行了动力学分析以及免疫策略分析, 得出了非均匀网络上控制疾病传染的有效免疫策略.

## §3.1 引 言

前面所考虑的复杂网络上的传染病模型大都仅有一种类型的种群, 或者病毒仅仅在一个网络中传播. 然而有些疾病不仅在一种种群中传播, 而且还在另外的种群中传播, 比如禽流感的有些病毒, 不仅会在禽类中传播, 而且还会在人群中传播; 有些疾病例如麻疹、登革热等, 需要一种媒介传播, 例如蚊子或其他昆虫等. 当蚊子叮咬登革热患者后, 体内就会含有登革热病毒, 这样当这只蚊子再去叮咬健康的人时, 它就会把病毒传染给健康的人, 从而使得健康的人患病; 还有的情况是即使对于相同的种群来说, 由于他们的生活习性、居住环境等不同, 他们的分布也会是不同的, 这样如果我们用同一个网络来研究病毒的传染病就不太合理, 所以可以认为他们所形成的网络具有不同的拓扑结构, 因而用两种不同网络来研究就比较合理.

在传统的传染病模型中, 有些模型是研究多种群上传染病模型的. 文[109]讨论了一类捕食系统的传染病模型, 不过该文仅研究了疾病在食饵种群中流行的简单情况; Xiao等人也研究了疾病仅在食饵种群中传染病的模型, 并且在从食饵转化为捕食者能量的过程中添加了时滞[110]; Han等人研究了具有双线性或标准发生率且有交叉传染的两种群的SIS和SIRS模型, 得出了疾病灭绝的条件[111]. 复杂网络兴起之后, 基于复杂网络的两种群中传染病的模型也有很多学者研究. Newman给出了网络上两种病原体的传染病模型[112]; Shi, Wang等人研究了复杂网络上具有媒介传染病的模型[47, 113]; Y-Y Ahn等人研究了无尺度网络上带有两种群竞争的传染病模型[114]; Masuda等人综述了复杂网络上多种群传染病的模型[115]. 本章中网络上多个染病体的模型主要是基于文献[116–118]中的结果.

下面考虑的均匀网络的模型是假设这两种网络的平均度$\langle k\rangle_x$和$\langle k\rangle_y$都是常数, 如果二者相同, 就可以认为是同一种网络. 我们假定在网络中所有这些节点存在且只能存在两种状态: 易感者状态和染病者状态. 病毒在网络中的传播是按照下面的方式进行的: 在每一个时间步长上, 如果一个A类易感者个体和一个B类的染病者个体有连接, 那么它就会依照概率$\lambda_1$被感染, 同时A类染病者个体以概率$\delta$重新变为A类易感者个体. 在这里, 为了分析问题的方便, 我们还是假设$\delta$=1. 另一方面, 如果一个B类易感者个体和一个A类的染病者有连接, 那么它就会依照概率$\lambda_2$ 被感染, 同时B类染病者个体以概率$\delta$重新变为B类易感者个体. 这样, 网络中的所有节点通过易感者-染病者-易感者这样一个过程循环着. 我们还假定种群内部没有相互传染, 例如性传播疾病, 异性之间的接触占大部分, 而同性之间的较少故不被考虑. 另外假定疾病不是致命性的, 疾病死亡导致的个体移除网络也没有被考虑. 在上述假设下, 我们可以得到两种群中的染病者$x(t)$和$y(t)$的平均密度的演化方程:

$$\begin{cases} \frac{dx(t)}{dt} = -x(t) + \lambda_1\langle k\rangle_x y(t)(1-x(t)), \\ \frac{dy(t)}{dt} = -y(t) + \lambda_2\langle k\rangle_y x(t)(1-y(t)). \end{cases} \tag{3.1.1}$$

模型(3.1.1)的平衡点是无病平衡点$E^0=(0,0)$和地方病平衡点$E^*=(x^*,y^*)$, 我们称$R_0=\lambda_1\lambda_2\langle k\rangle_x\langle k\rangle_y$为模型(3.1.1)的基本再生数, 它的取值决定疾病是否会传播. 这里$R_0$是关于传染病率$\lambda_1,\lambda_2$和网络的平均度$\langle k\rangle_x,\langle k\rangle_y$的函数, 当$R_0<1$时, 疾病会灭绝; 而当$R_0>1$时, 疾病会爆发, 形成地方病. 为了控制和消除疾

病, 我们不仅需要减小两种群之间的传染病率$\lambda_1, \lambda_2$, 而且需要减小网络的平均度$\langle k\rangle_x, \langle k\rangle_y$, 即要减少个体接触其他个体的机会, 从而减少整个网络的平均度.

在性传播疾病(Sexually Transmitted Disease)中, 由于男性和女性的分布不同, 人们在研究该传染病时都用两种不同种群的传染病模型来研究. 关于性传播疾病模型的研究在传统的传染病中比较多, 有兴趣的读者可以参考文献[119]. 性传播疾病与其他传染病相比有其自己的特点. 其一是性传播疾病的传染主要通过性接触, 而研究表明性关系网是符合无尺度网络这种特征的[120–123]. 其二是人体对这种疾病没有免疫能力, 患病者治好之后有可能重新再患病. 基于上面的分析, 我们可以在网络上利用两种群传染病的SIS模型来研究该疾病的传播现象[124–127].

由于无尺度网络这样的非均匀网络很容易受到病毒攻击而导致疾病流行, 因此在控制疾病的传播中选择有效的免疫策略显得非常重要. 一般来讲在复杂网络的研究中人们应用比较多的免疫策略有三种: 一致免疫、比例免疫和目标免疫[38]. 一致免疫是指完全随机地选取网络中的一部分节点进行免疫, 因此这种免疫也称为随机免疫, 这种免疫的特点是对度大的节点和度小的节点平等对待; 比例免疫是根据网络中节点的度的大小按比例进行免疫; 目标免疫是根据无尺度网络的不均匀性, 对某些节点进行有选择的免疫, 即选取少量度大的节点进行免疫. 一般来讲对于非均匀的无尺度网络, 目标免疫往往是最有效的免疫策略. 针对两种种群的传染病模型, 我们可以考虑应用不同的免疫策略, 通过分析应用一致免疫、比例免疫和目标免疫, 来找出对这种疾病传染病达到有效控制的免疫策略.

## §3.2 非均匀网络上的两种群传染病模型

### §3.2.1 模型的建立

如果两种种群构成的网络是非均匀的, 我们得到非均匀网络上的两种群传染病模型. 这里我们假定两类网络都是无尺度的网络, 即它们的分布都服从某一幂率分布. 令$x_k(t)(y_k(t))$表示网络中连接度为$k$的A(B)类感染者个体的密度, 于是我们得到了如下的两种种群的无尺度网络传染病模型:

$$\begin{cases} \frac{dx_k(t)}{dt} = -x_k(t) + \lambda_1 k(1 - x_k(t))\Theta_y(t), \\ \frac{dy_k(t)}{dt} = -y_k(t) + \lambda_2 k(1 - y_k(t))\Theta_x(t). \end{cases} \tag{3.2.1}$$

这里假设A类节点中$k = 1, \cdots, N$, B类节点中$k = 1, \cdots, \Omega$. $0 \le \Theta_x(t)(\Theta_y(t)) \le 1$ 表示任给一条边指向染病的A(B)类的概率, 它们满足:

$$\begin{cases} \Theta_x(t) = \frac{1}{\langle k \rangle_x} \sum_k k x_k P_x(k), \\ \Theta_y(t) = \frac{1}{\langle k \rangle_y} \sum_k k y_k P_y(k), \end{cases} \tag{3.2.2}$$

这里$\langle k \rangle_x = \sum_k kP_x(k), \langle k \rangle_y = \sum_k kP_y(k)$, $P_x(k)(P_y(k))$表示A(B)类个体的度分布函数.

## §3.2.2 平衡点的存在性

在平衡状态, 我们有

$$\begin{cases} -x_k + \lambda_1 k(1 - x_k)\Theta_y = 0, \\ -y_k + \lambda_2 k(1 - y_k)\Theta_x = 0. \end{cases} \tag{3.2.3}$$

将(3.2.2)代入(3.2.3)得出模型(3.2.1)有一个无病平衡点: $E_0 = (0, \cdots, 0)$. 关于地方病平衡点的存在性, 我们有下面的定理:

**定理 3.2.1** 当

$$\lambda_1 \lambda_2 \frac{\langle k^2 \rangle_x \langle k^2 \rangle_y}{\langle k \rangle_x \langle k \rangle_y} > 1$$

时, 模型(3.2.1)存在唯一的地方病平衡点$E^* = (x_1^*, \cdots, x_N^*, y_1^*, \cdots, y_\Omega^*)$.

**证明:** 从(3.2.3)我们可以得到

$$\begin{cases} x_k = \frac{\lambda_1 k \Theta_y}{1 + \lambda_1 k \Theta_y}, \\ y_k = \frac{\lambda_2 k \Theta_x}{1 + \lambda_2 k \Theta_x}. \end{cases} \tag{3.2.4}$$

将(3.2.4)中的$x_k, y_k$代入(3.2.2), 我们得到

$$\begin{cases} \Theta_x = \frac{1}{\langle k\rangle_x}\sum_k \frac{\lambda_1 k^2 P_x(k)\Theta_y}{1+\lambda_1 k\Theta_y} \triangleq f(\Theta_y), \\ \Theta_y = \frac{1}{\langle k\rangle_y}\sum_k \frac{\lambda_2 k^2 P_y(k)\Theta_x}{1+\lambda_2 k\Theta_x} \triangleq g(\Theta_x). \end{cases} \tag{3.2.5}$$

这样

$$\begin{cases} \Theta_x = f(g(\Theta_x)), \\ \Theta_y = g(f(\Theta_y)). \end{cases} \tag{3.2.6}$$

从(3.2.6)的第一个方程可以看出, $\Theta_x = 0$是方程的一个解, 它对应着模型(3.2.1)的无病平衡点, 容易验证$f(g(\Theta_x))$是一个上凸的, 单调递增的函数. 事实上,

$$\begin{aligned} \frac{df(g(\Theta_x))}{d\Theta_x} &= \frac{df(\Theta_y)}{d\Theta_y}\cdot\frac{dg(\Theta_x)}{d\Theta_x} \\ &= \frac{1}{\langle k\rangle_x}\sum_k \frac{\lambda_1 k^2 P_x(k)}{(1+\lambda_1 k\Theta_y)^2}\cdot\frac{1}{\langle k\rangle_y}\sum_k \frac{\lambda_2 k^2 P_y(k)}{(1+\lambda_2 k\Theta_x)^2} \\ &> 0, \\ \frac{d^2 f(g(\Theta_x))}{d\Theta_x^2} &= -\frac{1}{\langle k\rangle_x}\sum_k \frac{2\lambda_1^2 k^3 P_x(k)(1+\lambda_1 k\Theta_y)}{(1+\lambda_1 k\Theta_y)^4}\cdot\frac{1}{\langle k\rangle_y}\sum_k \frac{\lambda_2 k^2 P_y(k)}{(1+\lambda_2 k\Theta_x)^2} \\ &\quad -\frac{1}{\langle k\rangle_x}\sum_k \frac{\lambda_1 k^2 P_x(k)}{(1+\lambda_1 k\Theta_y)^2}\cdot\frac{1}{\langle k\rangle_y}\sum_k \frac{2\lambda_2^2 k^3 P_y(k)(1+\lambda_2 k\Theta_x)}{(1+\lambda_2 k\Theta_x)^4} \\ &< 0, \end{aligned}$$

并且又有$f(g(\Theta_x))|_{\Theta_x=1} < 1$, 这样如果有另一个解满足$0 < \Theta_x < 1$, 则满足

$$\left.\frac{df(g(\Theta_x))}{d\Theta_x}\right|_{\Theta_x=0} > 1,$$

即有

$$\lambda_1\lambda_2\frac{\langle k^2\rangle_x\langle k^2\rangle_y}{\langle k\rangle_x\langle k\rangle_y} > 1,$$

这里$\langle k^2\rangle_x = \sum_k k^2 P_x(k), \langle k^2\rangle_y = \sum_k k^2 P_y(k)$. 同样的方法, 我们可以得到关于(3.2.6)第二个方程存在正解$0 < \Theta_y < 1$的条件, 这样我们得到系统地方病平衡点存在的条件.

令

$$R_0 = \lambda_1\lambda_2 \frac{\langle k^2\rangle_x \langle k^2\rangle_y}{\langle k\rangle_x \langle k\rangle_y}. \tag{3.2.7}$$

从生物学意义上来讲, 它决定了疾病是否流行.

对积分利用$k$类近似[26], 可以得到如下的度分布$P_x(k) = P_y(k) = 2m^2/k^3$, 这里$m$是连接节点的最小值, 且$\langle k\rangle_x = \int_m^\infty kP_x(k) = 2m$, $\langle k\rangle_y = \int_m^\infty kP_y(k) = 2m$. 另外, 这里$\langle k^2\rangle_x \simeq 2m^2\ln(K_{xc}/m), K_{xc}\to\infty$, $\langle k^2\rangle_y \simeq 2m^2\ln(K_{yc}/m)$, $K_{yc}\to\infty$. 将它们代入(3.2.7)有

$$R_0 \simeq \lambda_1\lambda_2 m^2 \ln(K_{xc}/m)\ln(K_{yc}/m). \tag{3.2.8}$$

如果我们考虑关于$K_{xc}$的最大连结度为$K_{xc} \simeq mN^{\frac{1}{2}}$, 关于$K_{yc}$ 的最大连结度为$K_{yc}\simeq m\Omega^{\frac{1}{2}}$, 这样基本再生数为

$$R_0 \simeq \frac{1}{4}\lambda_1\lambda_2 m^2 \ln(N)\ln(\Omega). \tag{3.2.9}$$

### §3.2.3 无病平衡点的稳定性

系统在无病平衡点处的Jacobin矩阵是

$$J = \begin{pmatrix} A & B \\ C & D \end{pmatrix},$$

这里

$$A = \begin{pmatrix} -1 & 0 & \cdots & 0 \\ 0 & -1 & \cdots & 0 \\ \vdots & \vdots & \ddots & \vdots \\ 0 & 0 & \cdots & -1 \end{pmatrix}_{N\times N}, D = \begin{pmatrix} -1 & 0 & \cdots & 0 \\ 0 & -1 & \cdots & 0 \\ \vdots & \vdots & \ddots & \vdots \\ 0 & 0 & \cdots & -1 \end{pmatrix}_{\Omega\times\Omega}.$$

$$B = \frac{\lambda_1}{\langle k \rangle_y} \left( \begin{pmatrix} 1 \\ 2 \\ \vdots \\ N \end{pmatrix} \begin{pmatrix} 1 \times P_y(1) & 2 \times P_y(2) & \cdots & \Omega \times P_y(\Omega) \end{pmatrix} \right)_{N \times \Omega},$$

$$C = \frac{\lambda_2}{\langle k \rangle_x} \left( \begin{pmatrix} 1 \\ 2 \\ \vdots \\ \Omega \end{pmatrix} \begin{pmatrix} 1 \times P_x(1) & 2 \times P_x(2) & \cdots & N \times P_x(N) \end{pmatrix} \right)_{\Omega \times N},$$

矩阵$J$有$N+\Omega-1$特征值等于$-1$: $\mu_1 = \cdots = \mu_{N+\Omega-1} = -1$, 第$N+\Omega$个

$$\mu_{N+\Omega} = -1 + \lambda_1 \lambda_2 \frac{\langle k^2 \rangle_x \langle k^2 \rangle_y}{\langle k \rangle_x \langle k \rangle_y}. \tag{3.2.10}$$

建立了上面的这些工作之后, 我们可以得到下面的定理:

**定理 3.2.2** 如果$R_0 \leq 1$, 则系统的无病平衡点在$[0,1]^{N+\Omega}$, 否则存在唯一的地方病平衡点$E^* = (x_1^*, \cdots, x_N^*, y_1^*, \cdots, y_\Omega^*)$.

这个结果的生物学意义是如果疾病的传染病阈值$R_0$不超过1, 则疾病不会爆发. 如果$R_0 > 1$, 则存在地方病平衡点, 从任一初始点出发的解最终都趋向于平衡位置. 换句话说, 不管网络多么复杂, 也不管两种群个体的初始值如何, 疾病的流行或灭绝仅会依赖于基本再生数.

### §3.2.4 免疫策略

1. 一致免疫

先来看一下均匀网络上的一致免疫策略. 在均匀网络中, 对于固定的传染病率$\lambda_1$和$\lambda_2$, 令$g$为网络上被免疫节点的比率. 在平均意义下, 一致免疫会使传染率从$\lambda$ 变为$\lambda(1-g)$. 我们在模型中用$\lambda_1(1-g)$ 来代替$\lambda_1$, 用$\lambda_2(1-g)$来代替$\lambda_2$,

这样均匀网络下的一致免疫策略模型变为:

$$\begin{cases} \frac{dx(t)}{dt} = -x(t) + \lambda_1 \langle k \rangle_x (1-g)(1-x(t))y(t), \\ \frac{dy(t)}{dt} = -y(t) + \lambda_2 \langle k \rangle_y (1-g)(1-y(t))x(t). \end{cases} \tag{3.2.11}$$

我们可以得到平衡状态时满足的条件:

$$\lambda_1 \lambda_2 \langle k \rangle_x \langle k \rangle_y (1-g)^2 - 1 = 0,$$

这样存在临界点$g_1$, 满足

$$g_1 = 1 - \sqrt{\frac{1}{\lambda_1 \lambda_2 \langle k \rangle_x \langle k \rangle_y}}.$$

这里$g_1$是关于$\lambda_1, \lambda_2, \langle k \rangle_x, \langle k \rangle_y$的函数, 如果给定网络的平均度$\langle k \rangle_x$, $\langle k \rangle_y$, 我们就可以选择合适的免疫比例, 使得疾病不会传染病.

下面来考虑非均匀网络上的一致免疫策略, 按照上面的分析, 其模型为:

$$\begin{cases} \frac{dx_k(t)}{dt} = -x_k(t) + \lambda_1 (1-g) k (1-x_k(t)) \Theta_y(t), \\ \frac{dy_k(t)}{dt} = -y_k(t) + \lambda_2 (1-g) k (1-y_k(t)) \Theta_x(t). \end{cases} \tag{3.2.12}$$

利用同样的推理步骤, 我们可以得到平衡状态时满足的条件:

$$\lambda_1 \lambda_2 (1-g)^2 \frac{\langle k \rangle_x \langle k \rangle_y}{\langle k^2 \rangle_x \langle k^2 \rangle_y} = 1.$$

这样

$$g = 1 - \sqrt{\frac{\langle k \rangle_x \langle k \rangle_y}{\lambda_1 \lambda_2 \langle k^2 \rangle_x \langle k^2 \rangle_y}}.$$

从上式可以看出, 在无限大的无尺度网络中, $\langle k^2 \rangle_x \to \infty$, $\langle k^2 \rangle_y \to \infty$, 这样$g \to 1$, 从而无尺度网络中的一致免疫是无效的. 另外在一个有限的无尺度网络中, 比如说BA网络, 由于

$$g \simeq 1 - \frac{4}{\sqrt{\lambda_1 \lambda_2 m^2 \ln N \ln \Omega}}.$$

对于固定的传染病率$\lambda_1$和$\lambda_2$, 上面的分析表明网络的节点数越大, 应该有越多的节点被免疫.

如图3.2.1所示, 在无尺度的两类种群的传染病模型中, 随着$\lambda_1$和$\lambda_2$ 的增加, 人们需要对大多数的A和B进行免疫, 容易发现: 无论传染病率多么小, 为了消灭病毒的传染病, 我们都需要对大多数的个体进行免疫. 这样一致免疫策略对无尺度网络来说就是无效的.

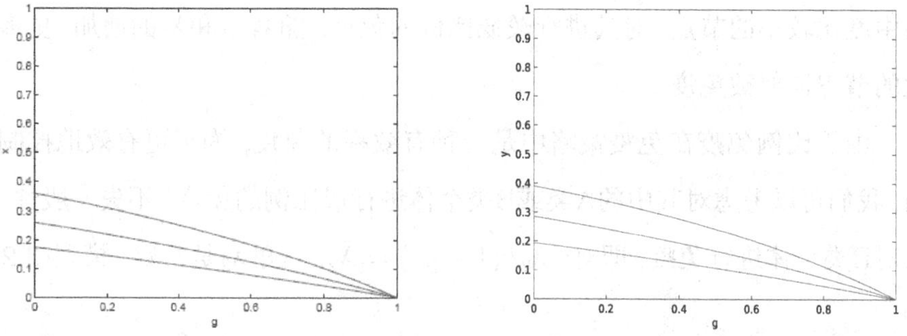


图 3.2.1: 免疫节点的比率g和A类个体与B类个体的密度之间的关系. 这里传染率$\lambda_1 = \lambda_2 = 0.8, 0.5, 0.3$ (从上到下), $m = 2$.

2. 比例免疫

由于无尺度网络上的一致免疫是无效的, 我们来考虑其他的免疫策略[128–130], 接下来分别考虑无尺度网络上的比例免疫和目标免疫.

在比例免疫策略中, 给定一个度为$k$的节点, 对其进行免疫的比例为$g_k$. 在这个假设条件之下, 无尺度网络上成比例免疫为: $\lambda_1 k(1-g_k) = \lambda_1'$, $\lambda_2 k(1-g_k) = \lambda_2'$, 这里$\lambda_1', \lambda_2'$ 为常数. 这样模型(3.2.1)变为

$$\begin{cases} \frac{dx_k(t)}{dt} = -x_k(t) + \lambda_1'(1 - x_k(t))\Theta_y(t), \\ \frac{dy_k(t)}{dt} = -y_k(t) + \lambda_2'(1 - y_k(t))\Theta_x(t). \end{cases} \tag{3.2.13}$$

利用上一节中类似的方法, 我们可以看出存在一个平衡态满足:

$$\begin{cases} x_k = \frac{\lambda_1'\Theta_y}{1+\lambda_1'\Theta_y}, \\ y_k = \frac{\lambda_2'\Theta_x}{1+\lambda_2'\Theta_x}. \end{cases}$$

这样我们得到当

$$R_0 = \lambda_1^{'}\lambda_2^{'} > 1,$$

存在地方病平衡态, 否则就没有地方病平衡态. 所以为了控制疾病的传播, 我们可以采取这样一种措施, 对于网络中度大的节点对其进行高比例的免疫; 对于网络中度比较小的节点, 对其进行较低比例的免疫. 随着$\lambda_1$和$\lambda_2$的增加, 更多的度大的节点需要被免疫.

由于比例免疫在免疫策略中是一种有效率的免疫, 为了更有效地控制传染病, 我们可以考虑对其中的A类或B类个体进行成比例的免疫. 不失一般性, 假设只对B类个体进行免疫, 即有: $\lambda_2 k(1-g_k) = \bar{\lambda}_2$, 这里$\bar{\lambda}_2$是常数. 模型(3.2.1)变为

$$\begin{cases} \frac{dx_k(t)}{dt} = -x_k(t) + \lambda_1 k(1-x_k(t))\Theta_y(t), \\ \frac{dy_k(t)}{dt} = -y_k(t) + \bar{\lambda}_2(1-y_k(t))\Theta_x(t). \end{cases} \tag{3.2.14}$$

利用相同的方法, 我们可以得到当

$$R_0 = \lambda_1\bar{\lambda}_2\frac{\langle k^2\rangle_x}{\langle k\rangle_x} > 1,$$

模型有一个平衡态. 在无限的无尺度网络中, $\langle k^2\rangle_x \to \infty$. 这样, 按比例免疫是无效的. 而在有限的无尺度网络中, 尤其在BA模型中有

$$R_0 \simeq \frac{1}{2}m\lambda_1\bar{\lambda}_2\ln(\Omega).$$

这表明在这种情形下按比例接种是无效的. 对固定的$\lambda_1$和$\bar{\lambda}_2$, 网络的节点数越大, 越需要更多的节点进行免疫.

3. 目标免疫

这种策略是说对那些有较高连结度的节点进行免疫, 即对那些有较高的传染率的节点进行免疫. 首先, 引入一个阈值$k_t$, 对于那些度$k \geq k_t$的节点进行免疫. 通过计算一个带有$k$-连续近似的BA网络表明被免疫的节点的密度是和连接

度阈值相关的, 即有:

$$g = 1 - \int_m^{k_t} P(k)dk = m^2 k_t^{-2}$$

这样模型(3.2.1) 变为

$$\begin{cases} \frac{dx_k(t)}{dt} = -x_k(t) + \lambda_1 k(1 - m^2 k_t^{-2})(1 - x_k(t))\Theta_y(t), \\ \frac{dy_k(t)}{dt} = -y_k(t) + \lambda_2 k(1 - m^2 k_t^{-2})(1 - y_k(t))\Theta_x(t). \end{cases} \tag{3.2.15}$$

容易验证当

$$R_0 = \lambda_1\lambda_2(1 - m^2 k_t^{-2})^2 \frac{\langle k^2\rangle_x \langle k^2\rangle_y}{\langle k\rangle_x \langle k\rangle_y} > 1,$$

系统存在一个平衡态. 可以看出, 对于一个无论多么小的传染率$\lambda_1$ 和$\lambda_2$, 因为$\langle k^2\rangle \to \infty$, 所以基本再生数$R_0$ 很容易大于1. 这表明目标免疫对于无尺度网络来说是无效的, 这不同于一般的SIS模型, 目标免疫对于一般的SIS模型是有效的. 如果我们考虑BA网络, 上面的$R_0$ 变为:

$$R_0 \simeq \frac{1}{4}\lambda_1\lambda_2 m^2 (1 - m^2 k_t^{-2})^2 \ln(N)\ln(\Omega).$$

这表明对于固定的$\lambda_1$和$\lambda_2$ 网络的节点数越大, 越多的节点需要免疫. 从图3.2.2中

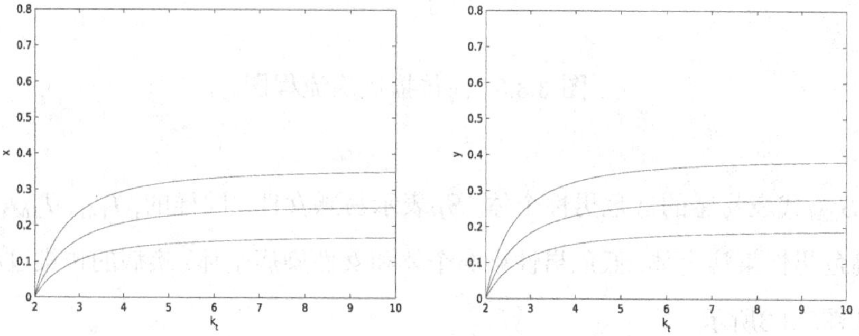


图 3.2.2: 目标免疫节点的阈值$k_t$ 和A类个体与B类个体的密度之间的关系. 这里传染率$\lambda_1 = \lambda_2 = 0.8, 0.5, 0.3$ (从上到下), $m = 2$.

可以看出, 随着$\lambda_1$和$\lambda_2$的增加, 越来越多的两类个体需要进行免疫; 对于无论多么小的传染率, 为了消除疾病的传播, 我们需要对大多数的节点进行免疫, 这说明目标免疫对于无尺度网络来说也是无效的.

# §3.3 网络上的性传播疾病模型

## §3.3.1 模型的建立

首先将网络中的节点分为三种类型: 高危男性、低危男性、女性. 对于每一种类型的节点, 他们又被分成了易感者和染病者. $S_{1M}$代表易感的高危男性个

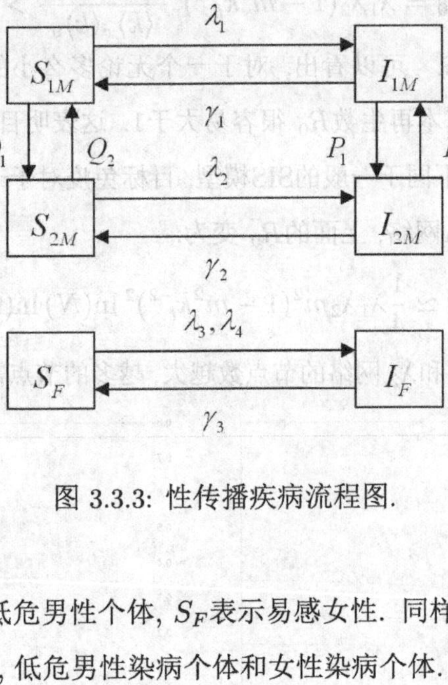


图 3.3.3: 性传播疾病流程图.

体, $S_{2M}$代表易感的低危男性个体, $S_F$表示易感女性. 同样的, $I_{1M}$, $I_{2M}$, $I_F$ 代表高危男性染病个体, 低危男性染病个体和女性染病个体. 疾病的传染过程流程图如图3.3.3所示.

下面介绍每一个参数的意义: 在每一个时间步长中, 若一个男性易感个体与染病的女性个体发生接触, 对于高危男性的易感个体以概率$\lambda_1$被感染, 而低危的易感男性个体以概率$\lambda_2$被感染. 对于女性易感个体来说, 当她和一个高危的染病男性个体发生接触的时候, 她被感染的概率是$\lambda_3$, 而她与一个低危的染病男性个体发生接触的时候, 她被感染的概率是$\lambda_4$. 高危男性染病个体恢复成易感者的比率为$\gamma_1$. 低危男性染病个体恢复成易感者的比率为$\gamma_2$. 女性染病个体恢复

成易感个体的比率为$\gamma_3$. 高危男性染病个体成为低危男性染病个体的比率为$P_1$, 而低危男性染病个体成为高危男性染病个体的比率为$P_2$. 对于易感男性来说, 从$S_{1M}$到$S_{2M}$的比率为$Q_1$, 而从$S_{2M}$到$S_{1M}$的比率为$Q_2$. 由于所研究的网络为无尺度网络, 进而建立如下模型:

$$\begin{cases} \frac{dS_{1M,k}}{dt} = \gamma_1 I_{1M,k} - \lambda_1 k S_{1M,k}\Theta_3 - Q_1 S_{1M,k} + Q_2 S_{2M,k}, \\ \frac{dS_{2M,k}}{dt} = \gamma_2 I_{2M,k} - \lambda_2 k S_{2M,k}\Theta_3 + Q_1 S_{1M,k} - Q_2 S_{2M,k}, \\ \frac{dS_{F,k}}{dt} = \gamma_3 I_{F,k} - \lambda_3 k S_{F,k}\Theta_1 - \lambda_4 k S_{F,k}\Theta_2, \\ \frac{dI_{1M,k}}{dt} = \lambda_1 k S_{1M,k}\Theta_3 - \gamma_1 I_{1M,k} - P_1 I_{1M,k} + P_2 I_{2M,k}, \\ \frac{dI_{2M,k}}{dt} = \lambda_2 k S_{2M,k}\Theta_3 - \gamma_2 I_{2M,k} + P_1 I_{1M,k} - P_2 I_{2M,k}, \\ \frac{dI_{F,k}}{dt} = \lambda_3 k S_{F,k}\Theta_1 + \lambda_4 k S_{F,k}\Theta_2 - \gamma_3 I_{F,k}, \end{cases} \tag{3.3.1}$$

其中$S_{1M,k}$ 表示网络中度为$k$易感的高危男性个体的相对密度, 类似的, $S_{2M,k}$ 表示网络中度为$k$易感的低危男性个体的相对密度, $S_{F,k}$ 表示网络中度为$k$易感的女性个体的相对密度, $I_{1M,k}$ 表示是网络中度为$k$染病的高危男性个体的相对密度, $I_{2M,k}$ 表示网络中度为$k$染病的低危男性个体的相对密度, $I_{F,k}$ 表示网络中度为$k$染病的女性个体的相对密度, 概率$\Theta_1$, $\Theta_2$, $\Theta_3$ 分别指的是对于一个易感个体的一条边分别连向高危男性染病个体, 低危男性染病个体, 女性个体的概率. 为了进一步对疾病传播进行研究, 假设男性个体和女性个体的总密度是固定的, 所以得到

$$S_{1M,k} + S_{2M,k} + I_{1M,k} + I_{2M,k} = \Lambda, \quad S_{F,k} + I_{F,k} = 1 - \Lambda, \tag{3.3.2}$$

其中$\Lambda$是一个常数, 这里$\Theta_1$, $\Theta_2$, $\Theta_3$ 满足

$$\Theta_1 = \frac{1}{\langle k \rangle}\sum_k k I_{1M,k} p(k), \Theta_2 = \frac{1}{\langle k \rangle}\sum_k k I_{2M,k} p(k), \Theta_3 = \frac{1}{\langle k \rangle}\sum_k k I_{F,k} p(k), \tag{3.3.3}$$

这里$p(k)$是度分布, $\langle k \rangle$是网络的平均度.

### §3.3.2 平衡点和基本再生数

首先, 令(3.3.1)的右边为零得到(3.3.1)的无病平衡点为

$$E^0 = \left(\frac{\Lambda Q_2}{Q_1+Q_2}, \frac{\Lambda Q_1}{Q_1+Q_2}, 1-\Lambda, 0, 0, 0\right). \tag{3.3.4}$$

进一步指出, 只有$I_{1M,k}$, $I_{2M,k}$, $I_{F,k}$对于计算$R_0$有关. 根据文献[131, 132]提供的计算下一代再生矩阵的方法, 定义$v=\gamma_2 P_1+\gamma_1 \mathrm{P}_2+\gamma_1\gamma_2$, $\tau_1=(\gamma_1+P_1)\lambda_4-P_2\lambda_3$, $\tau_2=(\gamma_2+P_2)\lambda_3-P_1\lambda_4$, 并且令

$$F=\begin{pmatrix} 0 & 0 & F_{13} \\ 0 & 0 & F_{23} \\ F_{31} & F_{32} & 0 \end{pmatrix}, V=\begin{pmatrix} V_{11} & V_{12} & 0 \\ V_{21} & V_{22} & 0 \\ 0 & 0 & V_{33} \end{pmatrix},$$

其中

$$F_{13}=\begin{pmatrix} \lambda_1\cdot 1\cdot S_{1M,1}\frac{1\cdot p(1)}{\langle k\rangle} & \lambda_1\cdot 1\cdot S_{1M,1}\frac{2\cdot p(2)}{\langle k\rangle} & \cdots & \lambda_1\cdot 1\cdot S_{1M,1}\frac{n\cdot p(n)}{\langle k\rangle} \\ \lambda_1\cdot 2\cdot S_{1M,2}\frac{1\cdot p(1)}{\langle k\rangle} & \lambda_1\cdot 2\cdot S_{1M,2}\frac{2\cdot p(2)}{\langle k\rangle} & \cdots & \lambda_1\cdot 2\cdot S_{1M,2}\frac{n\cdot p(n)}{\langle k\rangle} \\ \vdots & \vdots & \ddots & \vdots \\ \lambda_1\cdot n\cdot S_{1M,n}\frac{1\cdot p(1)}{\langle k\rangle} & \lambda_1\cdot n\cdot S_{1M,n}\frac{2\cdot p(2)}{\langle k\rangle} & \cdots & \lambda_1\cdot n\cdot S_{1M,n}\frac{n\cdot p(n)}{\langle k\rangle} \end{pmatrix},$$

$$F_{23}=\begin{pmatrix} \lambda_2\cdot 1\cdot S_{2M,1}\frac{1\cdot p(1)}{\langle k\rangle} & \lambda_2\cdot 1\cdot S_{2M,1}\frac{2\cdot p(2)}{\langle k\rangle} & \cdots & \lambda_2\cdot 1\cdot S_{2M,1}\frac{n\cdot p(n)}{\langle k\rangle} \\ \lambda_2\cdot 2\cdot S_{2M,2}\frac{1\cdot p(1)}{\langle k\rangle} & \lambda_2\cdot 2\cdot S_{2M,2}\frac{2\cdot p(2)}{\langle k\rangle} & \cdots & \lambda_2\cdot 2\cdot S_{2M,2}\frac{n\cdot p(n)}{\langle k\rangle} \\ \vdots & \vdots & \ddots & \vdots \\ \lambda_2\cdot n\cdot S_{2M,n}\frac{1\cdot p(1)}{\langle k\rangle} & \lambda_2\cdot n\cdot S_{2M,n}\frac{2\cdot p(2)}{\langle k\rangle} & \cdots & \lambda_2\cdot n\cdot S_{2M,n}\frac{n\cdot p(n)}{\langle k\rangle} \end{pmatrix},$$

$$F_{31}=\begin{pmatrix} \lambda_3\cdot 1\cdot S_{F,1}\frac{1\cdot p(1)}{\langle k\rangle} & \lambda_3\cdot 1\cdot S_{F,1}\frac{2\cdot p(2)}{\langle k\rangle} & \cdots & \lambda_3\cdot 1\cdot S_{F,1}\frac{n\cdot p(n)}{\langle k\rangle} \\ \lambda_3\cdot 2\cdot S_{F,2}\frac{1\cdot p(1)}{\langle k\rangle} & \lambda_3\cdot 2\cdot S_{F,2}\frac{2\cdot \rho(2)}{\langle k\rangle} & \cdots & \lambda_3\cdot 2\cdot S_{F,2}\frac{n\cdot p(n)}{\langle k\rangle} \\ \vdots & \vdots & \ddots & \vdots \\ \lambda_3\cdot n\cdot S_{F,n}\frac{1\cdot p(1)}{\langle k\rangle} & \lambda_3\cdot n\cdot S_{F,n}\frac{2\cdot p(2)}{\langle k\rangle} & \cdots & \lambda_3\cdot n\cdot S_{F,n}\frac{n\cdot p(n)}{\langle k\rangle} \end{pmatrix},$$

$$F_{32}=\begin{pmatrix} \lambda_4\cdot 1\cdot S_{F,1}\frac{1\cdot p(1)}{\langle k\rangle} & \lambda_4\cdot 1\cdot S_{F,1}\frac{2\cdot p(2)}{\langle k\rangle} & \cdots & \lambda_4\cdot 1\cdot S_{F,1}\frac{n\cdot p(n)}{\langle k\rangle} \\ \lambda_4\cdot 2\cdot S_{F,2}\frac{1\cdot p(1)}{\langle k\rangle} & \lambda_4\cdot 2\cdot S_{F,2}\frac{2\cdot p(2)}{\langle k\rangle} & \cdots & \lambda_4\cdot 2\cdot S_{F,2}\frac{n\cdot p(n)}{\langle k\rangle} \\ \vdots & \vdots & \ddots & \vdots \\ \lambda_4\cdot n\cdot S_{F,n}\frac{1\cdot p(1)}{\langle k\rangle} & \lambda_4\cdot n\cdot S_{F,n}\frac{2\cdot p(2)}{\langle k\rangle} & \cdots & \lambda_4\cdot n\cdot S_{F,n}\frac{n\cdot p(n)}{\langle k\rangle} \end{pmatrix},$$

$$V_{11}=\begin{pmatrix} (\gamma_1+P_1) & 0 & \cdots & 0 \\ 0 & (\gamma_1+P_1) & \cdots & 0 \\ \vdots & \vdots & \ddots & \vdots \\ 0 & 0 & \cdots & (\gamma_1+P_1) \end{pmatrix},$$

$$V_{12}=\begin{pmatrix} -P_2 & 0 & \cdots & 0 \\ 0 & -P_2 & \cdots & 0 \\ \vdots & \vdots & \ddots & \vdots \\ 0 & 0 & \cdots & -P_2 \end{pmatrix}, V_{21}=\begin{pmatrix} -P_1 & 0 & \cdots & 0 \\ 0 & -P_1 & \cdots & 0 \\ \vdots & \vdots & \ddots & \vdots \\ 0 & 0 & \cdots & -P_1 \end{pmatrix},$$

$$V_{22}=\begin{pmatrix} (\gamma_2+P_2) & 0 & \cdots & 0 \\ 0 & (\gamma_2+P_2) & \cdots & 0 \\ \vdots & \vdots & \ddots & \vdots \\ 0 & 0 & \cdots & (\gamma_2+P_2) \end{pmatrix},$$

$$V_{33}=\begin{pmatrix} \gamma_3 & 0 & \cdots & 0 \\ 0 & \gamma_3 & \cdots & 0 \\ \vdots & \vdots & \ddots & \vdots \\ 0 & 0 & \cdots & \gamma_3 \end{pmatrix}.$$

通过计算$FV^{-1}$, 得到它的特征方程为

$$f(x)=x^{3n-2}\left(x^2-\frac{(1-\Lambda)\Lambda\kappa}{\gamma_3(Q_1+Q_2)(\gamma_1\gamma_2+P_1\gamma_2+P_2\gamma_1)}\left(\frac{\langle k^2\rangle}{\langle k\rangle}\right)^2\right), \tag{3.3.5}$$

$$\kappa \triangleq \left(\lambda_3\left(Q_2\gamma_2\lambda_1 + P_2Q_2\lambda_1 + P_2Q_1\lambda_2\right) + \lambda_4\left(Q_1\gamma_1\lambda_2 + P_1Q_1\lambda_2 + P_1Q_2\lambda_1\right)\right).$$

所以其基本再生数为

$$R_0 = \frac{\langle k^2\rangle}{\langle k\rangle}\sqrt{\frac{(1-\Lambda)\Lambda\kappa}{(Q_1+Q_2)\left(\gamma_1\gamma_2+P_1\gamma_2+P_2\gamma_1\right)\gamma_3}}, \tag{3.3.6}$$

下面讨论正平衡点的存在性. 正平衡点须满足:

$$\begin{aligned}
S_{1M,k} &= \frac{\Lambda}{\mathrm{H}}\left(k\lambda_2\gamma_1P_2\Theta_3 + \gamma_1P_2Q_2 + \gamma_1\gamma_2Q_2 + \gamma_2P_1Q_2\right),\\
S_{2M,k} &= \frac{\Lambda}{\mathrm{H}}\left(k\lambda_1\gamma_2P_1\Theta_3 + \gamma_2P_1Q_1 + \gamma_1\gamma_2Q_1 + \gamma_1P_2Q_1\right),\\
S_{F,k} &= (1-\Lambda)\frac{\gamma_3}{k\left(\lambda_3\Theta_1+\lambda_4\Theta_2\right)+\gamma_3},\\
I_{1M,k} &= \frac{\Lambda}{\mathrm{H}}k\left(k\lambda_1\lambda_2P_2\Theta_3 + \lambda_1Q_2\gamma_2 + \lambda_1P_2Q_2 + \lambda_2Q_1P_2\right)\Theta_3, \quad (3.3.7)\\
I_{2M,k} &= \frac{\Lambda}{\mathrm{H}}k\left(k\lambda_1\lambda_2P_1\Theta_3 + \lambda_2Q_1\gamma_1 + \lambda_2P_1Q_1 + \lambda_1Q_2P_1\right)\Theta_3, \quad (3.3.8)\\
I_{F,k} &= (1-\Lambda)\frac{k\left(\lambda_3\Theta_1+\lambda_4\Theta_2\right)}{k\left(\lambda_3\Theta_1+\lambda_4\Theta_2\right)+\gamma_3}, \quad (3.3.9)
\end{aligned}$$

$$\begin{aligned}
\mathrm{H} \;=\; &(Q_1+Q_2)(\gamma_1\gamma_2+\gamma_1P_2+\gamma_2P_1) + k^2\lambda_1\lambda_2(P_1+P_2)\Theta_3^2 + [(\gamma_2P_1\\
&+\gamma_2Q_2+P_2Q_2+P_1Q_2)\lambda_1 + (P_2Q_1+P_2\gamma_1+P_1Q_1+\gamma_1Q_1)\lambda_2]k\Theta_3.
\end{aligned}$$

根据(3.3.3)和(3.3.9), 得到

$$\begin{aligned}
g\left(\Theta_3\right) &= \frac{(1-\Lambda)}{\langle k\rangle}\sum_k kp(k)\frac{k\left(\lambda_3\Theta_1+\lambda_4\Theta_2\right)}{k\left(\lambda_3\Theta_1+\lambda_4\Theta_2\right)+\gamma_3}\\
&= \frac{(1-\Lambda)}{\langle k\rangle}\sum_k kp(k)\left(1-\frac{\gamma_3}{k\left(\lambda_3\Theta_1+\lambda_4\Theta_2\right)+\gamma_3}\right). \quad (3.3.10)
\end{aligned}$$

再由(3.3.7)和(3.3.8)得

$$\begin{aligned}
&\lambda_3\Theta_1+\lambda_4\Theta_2\\
=\;& \frac{\lambda_3}{\langle k\rangle}\sum\nolimits_k kp(k)\frac{\Lambda}{\mathrm{H}}k\left(k\lambda_1\lambda_2P_2\Theta_3+\lambda_1Q_2\gamma_2+\lambda_1P_2Q_2+\lambda_2Q_1P_2\right)\Theta_3\\
&+\frac{\lambda_4}{\langle k\rangle}\sum\nolimits_k kp(k)\frac{\Lambda}{\mathrm{H}}k\left(k\lambda_1\lambda_2P_1\Theta_3+\lambda_2Q_1\gamma_1+\lambda_2P_1Q_1+\lambda_1Q_2P_1\right)\Theta_3.
\end{aligned} \tag{3.3.11}$$

所以(3.3.10)和(3.3.11)构成了一个关于$\Theta_3$的自相关方程. 显然$\Theta_3=0$是自相关方程的解. 对于$\Theta_i$, $i=1,2,3$来说, 要么同时为零, 要么同时不为零. 进而,

$$g(1)<\frac{(1-\Lambda)}{\langle k\rangle}\sum_k kp(k)<1.$$

这里是为了得出自相关方程非零解的存在条件. 若存在非零解, 则必须满足:

$$\left.\frac{dg(\Theta_3)}{d\Theta_3}\right|_{\Theta_3=0}=R_0^2>1.$$

所以我们有如下定理:

**定理 3.3.1** 当且仅当$R_0>1$时, 系统(3.3.1)存在一个正平衡点.

### §3.3.3 数值模拟和敏感性分析

本节将对模型(3.3.1)进行数值模拟并对参数进行敏感性分析, 进而验证理论分析的结果. 这里假设网络中最初有两个节点, 每一个时间步, 加入两个新的节点到网络中. 网络的最终规模为$N=1100$. 这里$p'(k)=(\eta-1)\rho^{\eta-1}k^{-\eta}$, 其中$\rho=2$, $\eta=3$, 可以看出$p(k)\sim p'(k)$, 进一步求得$\langle k\rangle=3.9746$, $\langle k^2\rangle=46.1801$.

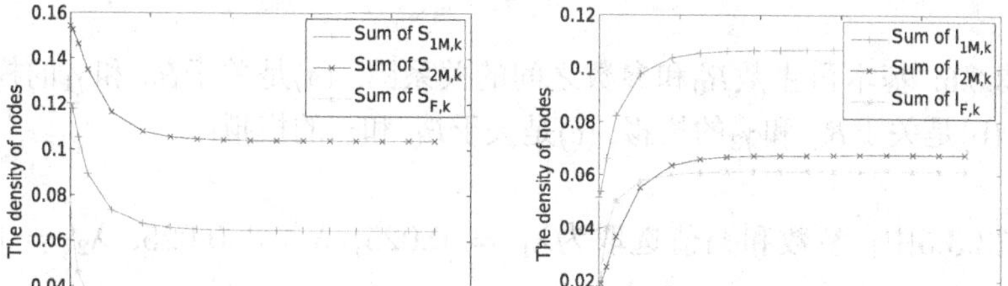


图 3.3.4: 当$R_0=3.7107$时, (a)为$S_{1M}$, $S_{2M}$, $S_F$ 关于时间序列的模拟图. (b)为$I_{1M}$, $I_{2M}$, $I_F$关于时间序列的模拟图.

在图3.3.4中, 给出了关于方程解的模拟. 其中的参数取值为$\lambda_1=0.17$, $\lambda_2=0.02$, $\lambda_3=0.12$, $\lambda_4=0.06$, $\gamma_1=0.11$, $\gamma_2=0.12$, $\gamma_3=0.13$, $\Lambda=0.8$,

$Q_1 = 0.1$, $Q_2 = 0.1$, $P_1 = 0.1$, $P_2 = 0.1$. 初值选取为$S_{1M,k}(0) = 0.28$, $S_{1M,k}(0) = 0.36$, $S_{F,k}(0) = 0.18$, $I_{1M,k}(0) = 0.12$, $I_{1M,k}(0) = 0.04$, $I_{F,k}(0) = 0.02$. 基本再生数此时为$R_0 = 3.7107$, 从图中可以看出当$R_0 > 1$时, 系统存在一个正平衡点.

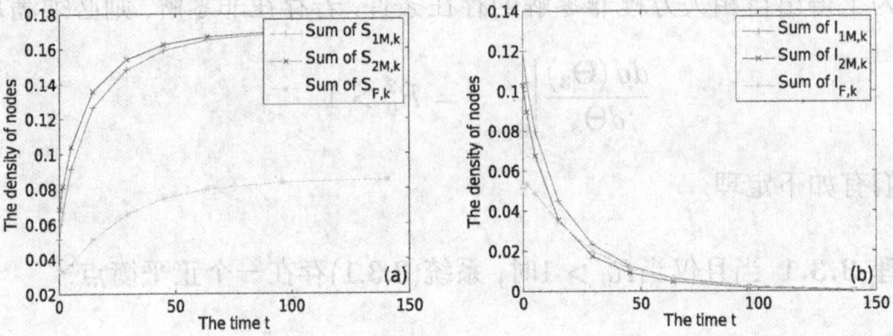


图 3.3.5: 当$R_0 = 0.6020$时, (a)为$S_{1M}$, $S_{2M}$, $S_F$关于时间序列的模拟图. (b)为$I_{1M}$, $I_{2M}$, $I_F$关于时间序列的模拟图.

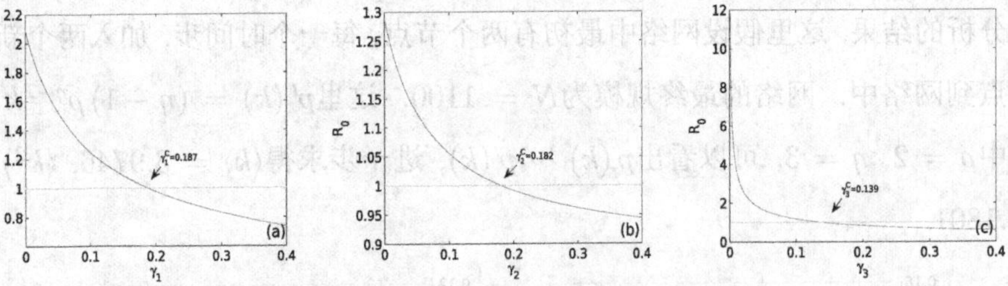


图 3.3.6: 基本再生数$R_0$和参数之间的关系图. (a)是关于$R_0$ 和$\gamma_1$的模拟; (b)是关于$R_0$ 和$\gamma_2$的模拟; (c)是关于$R_0$ 和$\gamma_3$的模拟.

在图3.3.5中, 参数和初值选取为$\lambda_1 = 0.025$, $\lambda_1 = 0.025$, $\lambda_2 = 0.008$, $\lambda_3 = 0.035$, $\lambda_4 = 0.01$, $\gamma_1 = 0.11$, $\gamma_2 = 0.12$, $\gamma_3 = 0.13$, $\Lambda = 4/5$, $Q_1 = 0.1$, $Q_2 = 0.1$, $P_1 = 0.1$, $P_2 = 0.1$, $S_{1M,k}(0) = 0.12$, $S_{2M,k}(0) = 0.16$, $S_{F,k}(0) = 0.08$, $I_{1M,k}(0) = 0.28$, $I_{2M,k}(0) = 0.24$, $I_{F,k}(0) = 0.12$. 此时计算基本再生数为$R_0 = 0.6020$. 从图中发现疾病自然灭绝了. 图3.3.6对基本再生数$R_0$和参数$\gamma_1$, $\gamma_2$, $\gamma_3$之间的关系进行了模拟. 这时的参数$\gamma_1$, $\gamma_2$, $\gamma_3$ 从0 到0.4进行变化, 这时对于$R_0 = 1$的临界值为$\gamma_1^C = 0.187$, $\gamma_2^C = 0.182$, $\gamma_3^C = 0.139$.

## §3.3.4 免疫效果

1. 比例免疫

比例免疫策略是一种十分常见的免疫方法. 这里$S_{1M,k}$, $S_{1M,k}$, $S_{F,k}$ 的免疫率分别用$\sigma_1$, $\sigma_2$, $\sigma_3$表示, 进而模型(3.3.1)变为

$$\begin{cases} \frac{dS_{1M,k}}{dt} = \gamma_1 I_{1M,k} - \lambda_1(1-\sigma_1)kS_{1M,k}\Theta_3 - Q_1S_{1M,k} + Q_2S_{2M,k}, \\ \frac{dS_{2M,k}}{dt} = \gamma_2 I_{2M,k} - \lambda_2(1-\sigma_2)kS_{2M,k}\Theta_3 + Q_1S_{1M,k} - Q_2S_{2M,k}, \\ \frac{dS_{F,k}}{dt} = \gamma_3 I_{F,k} - \lambda_3(1-\sigma_3)kS_{F,k}\Theta_1 - \lambda_4(1-\sigma_3)kS_{F,k}\Theta_2, \\ \frac{dI_{1M,k}}{dt} = \lambda_1(1-\sigma_1)kS_{1M,k}\Theta_3 - \gamma_1 I_{1M,k} - P_1I_{1M,k} + P_2I_{2M,k}, \\ \frac{dI_{2M,k}}{dt} = \lambda_2(1-\sigma_2)kS_{2M,k}\Theta_3 - \gamma_2 I_{2M,k} + P_1I_{1M,k} - P_2I_{2M,k}, \\ \frac{dI_{F,k}}{dt} = \lambda_3(1-\sigma_3)kS_{F,k}\Theta_1 + \lambda_4 k(1-\sigma_3)S_{F,k}\Theta_2 - \gamma_3 I_{F,k}. \end{cases}$$

利用同样的方法, 能够得到基本再生数为

$$\tilde{R}_0 = \frac{\langle k^2\rangle}{\langle k\rangle}\sqrt{\frac{(1-\Lambda)\Lambda\tilde{\kappa}}{(Q_1+Q_2)(\gamma_1\gamma_2+P_1\gamma_2+P_2\gamma_1)\gamma_3}},$$

这里

$$\begin{aligned} \tilde{\kappa} \triangleq\ & (1-\sigma_3)(\lambda_3(Q_2\gamma_2\lambda_1(1-\sigma_1) + P_2Q_2\lambda_1(1-\sigma_1) + P_2Q_1\lambda_2(1-\sigma_2)) \\ & + \lambda_4(Q_1\gamma_1\lambda_2(1-\sigma_2) + P_1Q_1\lambda_2(1-\sigma_2) + P_1Q_2\lambda_1(1-\sigma_1))). \end{aligned}$$

当$\sigma_1 = 0$, $\sigma_2 = 0$, $\sigma_3 = 0$时, 即没有免疫的时候, $\tilde{R}_0$ 和$R_0$的表达式相同; 当至少存在一个$0 < \sigma_i < 1$ $(i = 1, 2, 3)$时, $\tilde{R}_0 < R_0$, 这就说明免疫策略是有效的; 当$\sigma_1 \to 1$, $\sigma_2 \to 1$ 或者$\sigma_3 \to 1$, 则$\tilde{R}_0 \to 0$, 这时意味着全部免疫时疾病灭绝.

在图3.3.7中, 针对不同群体的免疫进行了比较, 参数的取值为$\lambda_1 = 0.09$, $\lambda_2 = 0.008$, $\lambda_3 = 0.07$, $\lambda_4 = 0.005$, $\gamma_1 = 0.11$, $\gamma_2 = 0.12$, $\gamma_3 = 0.13$, $\Lambda = 0.8$, $Q_1 = 0.1$, $Q_2 = 0.1$, $P_1 = 0.1$, $P_2 = 0.1$. 通过图3.3.7可以发现, 对于$S_{1M,k}$和$S_{F,k}$的免疫效果明显优于对$S_{2M,k}$的免疫.

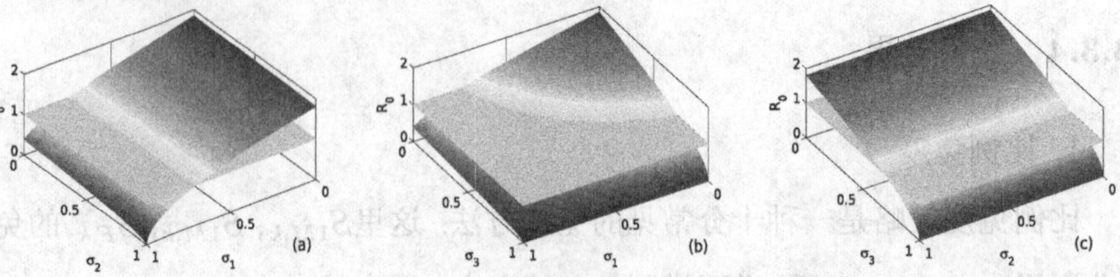


图 3.3.7: 参数$\sigma_1$, $\sigma_2$, $\sigma_3$ 与$\tilde{R}_0$ 的模拟图.

2. 目标免疫

此免疫方法是对那些最可能被感染的节点进行免疫. 在网络中, 引入上限$\alpha_1$和下限$\alpha_2$, 使得当$k>\alpha_2$时, 所有度为$k$的节点都被免疫, 而若$\alpha_1<k\le\alpha_2$时, $c_k(0<c_k\le 1)$是个体被免疫的比例. 定义不同易感群体的免疫率为$\delta_{i,k}$, $\delta_{1,k}$是关于$S_{1M,k}$的, $\delta_{2,k}$是关于$S_{1M,k}$的, $\delta_{3,k}$是关于$S_{F,k}$的. 这样$\delta_{i,k}$的表达式为

$$\delta_{i,k}=\begin{cases}1, & k>\alpha_2,\\ c_{i,k}, & \alpha_1<k\le\alpha_2, \qquad i=1,2,3,\\ 0, & k\le\alpha_1,\end{cases}$$

进而$\bar{\delta}_i=\sum\limits_k \delta_{i,k}p(k)$是平均免疫率. 则模型(3.3.1) 变为

$$\begin{cases}\frac{dS_{1M,k}}{dt}=\gamma_1 I_{1M,k}-\lambda_1(1-\delta_{1,k})kS_{1M,k}\Theta_3-Q_1S_{1M,k}+Q_2S_{2M,k},\\ \frac{dS_{2M,k}}{dt}=\gamma_2 I_{2M,k}-\lambda_2(1-\delta_{2,k})kS_{2M,k}\Theta_3+Q_1S_{1M,k}-Q_2S_{2M,k},\\ \frac{dS_{F,k}}{dt}=\gamma_3 I_{F,k}-\lambda_3(1-\delta_{3,k})kS_{F,k}\Theta_1-\lambda_4(1-\delta_{3,k})kS_{F,k}\Theta_2,\\ \frac{dI_{1M,k}}{dt}=\lambda_1(1-\delta_{1,k})kS_{1M,k}\Theta_3-\gamma_1 I_{1M,k}-P_1I_{1M,k}+P_2I_{2M,k},\\ \frac{dI_{2M,k}}{dt}=\lambda_2(1-\delta_{2,k})kS_{2M,k}\Theta_3-\gamma_2 I_{2M,k}+P_1I_{1M,k}-P_2I_{2M,k},\\ \frac{dI_{F,k}}{dt}=\lambda_3(1-\delta_{3,k})kS_{F,k}\Theta_1+\lambda_4(1-\delta_{3,k})kS_{F,k}\Theta_2-\gamma_3 I_{F,k},\end{cases}$$

进而可以计算出基本再生数

$$\hat{R}_0=\frac{1}{\langle k\rangle}\sqrt{\frac{(1-\Lambda)\Lambda\left(\widehat{\kappa}_1\cdot\widehat{\kappa}_2+\widehat{\kappa}_3\cdot\widehat{\kappa}_4\right)}{\gamma_3(Q_1+Q_2)(\gamma_1\gamma_2+P_1\gamma_2+P_2\gamma_1)}},$$

其中

$$
\begin{aligned}
\widehat{\kappa}_1 &= \sum_k k^2 p(k)\lambda_3(1-\delta_{3,k}),\\
\widehat{\kappa}_2 &= \sum\nolimits_k k^2 p(k)\left(Q_2\gamma_2\lambda_1(1-\delta_{1,k})+P_2Q_2\lambda_1(1-\delta_{1,k})+P_2Q_1\lambda_2(1-\delta_{2,k})\right),\\
\widehat{\kappa}_3 &= \sum_k k^2 p(k)\lambda_4(1-\delta_{3,k}),\\
\widehat{\kappa}_4 &= \sum\nolimits_k k^2 p(k)\left(Q_1\gamma_1\lambda_2(1-\delta_{2,k})+P_1Q_1\lambda_2(1-\delta_{2,k})+P_1Q_2\lambda_1(1-\delta_{1,k})\right).
\end{aligned}
$$

进一步发现$\langle k^2(1-\delta_{i,k})\rangle=\bar{\delta}_i\langle k^2\rangle+\delta_i'$, 其中$\delta_i'=\left\langle\left(\delta_{i,k}-\bar{\delta}_i\right)\left(k^2-\langle k^2\rangle\right)\right\rangle$是$\delta_{i,k}$和$k^2$的协方差. 如果令$\sigma_i=\bar{\delta}_i$, 则有$\hat{R}_0<\tilde{R}_0$, 这说明对于相同的平均免疫率来说, 目标免疫比比例免疫的效果好.

令$c_{i,k}=c_i$, 对于$i=1,2,3$, $k=1,2,\ldots,n$, 在图3.3.8中模拟$\hat{R}_0$ 关于$\alpha_2$和$c_i$ 的关系. 这时参数选取为$\rho=2$, $\eta=3$, $n=100$, $\lambda_1=0.09$, $\lambda_2=0.008$, $\lambda_3=0.07$, $\lambda_4=0.005$, $\gamma_1=0.11$, $\gamma_2=0.12$, $\gamma_3=0.13$, $\Lambda=0.8$, $Q_1=0.1$, $Q_2=0.1$, $P_1=0.1$, $P_2=0.1$, $\alpha_1=10$. 此处模拟基于$p(k)=(\eta-1)\rho^{\eta-1}k^{-\eta}$的BA网络. 从图3.3.8中可以看出$\hat{R}_0$是关于$\alpha_2$的增函数, 而关于$c_i$为减函数. 也就是说当$c_i$变大, 或者$\alpha_2$减少时, 将会有更多的人得到免疫, 进而疾病得到控制. 除此之外, 从图中还能够看出对于$S_{1M,k}$和$S_{F,k}$的免疫效果优于对$S_{2M,k}$的免疫效果.

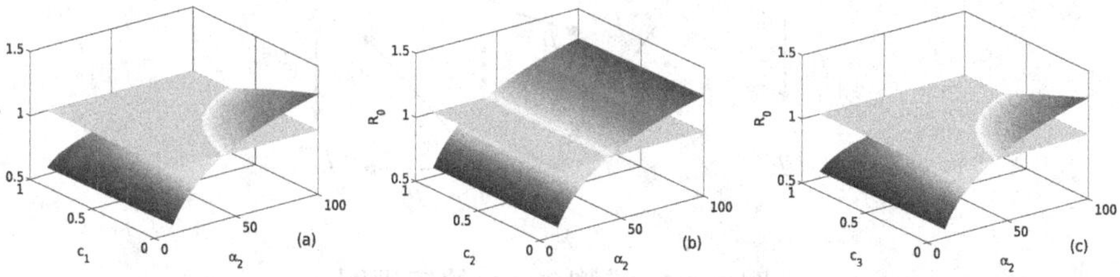


图 3.3.8: 参数$c_1$, $c_2$, $c_3$与$\alpha_2$关于$\tilde{R}_0$的关系模拟图.

在文[124]中, 我们研究了一类复杂网络上的性传播疾病的简单模型, 在模型中我们认为男性和女性网络的度分布不同. 而本节建立的网络上的性传播疾病模型, 将人与人的接触看成一个无尺度网络. 除此之外, 本书认为疾病传播不仅依赖于个体的度的大小, 而且依赖于个体的行为的不同, 考虑到男性的不同的性行为特点, 将人口分为三种不同的群体. 最后比较了不同免疫方式对于不同群体的免疫效果. 通过比较发现: (a)对于相同的平均免疫率而言, 目标免疫效果比比例免疫的效果更好; (b)对于$S_{1M,k}$和$S_{F,k}$的免疫效果要优于对$S_{2M,k}$的免疫效果.

## §3.4 网络上带有多个染病体的SIR模型

### §3.4.1 模型的建立

假设网络$N$节点分为$S$, $I_i$, $R$, $E$状态; $S$表示易感者节点, $I_i$表示第$i$个染病体的节点, 其中$i=1,2,\ldots,m$; $R$表示移出者节点, $E$表示空节点. 每一个节点的状态根据他们的度不同分为$n$个不同的群体. 这里$I_{i,k}$代表度为$k$且属于第$i$个染病体的节点的密度. $S_k$和$R_k$ 分别表示度为$k$的易感者节点的密度, 度为$k$的移出者节点的密度. 图3.4.9给出疾病的传播流程图.

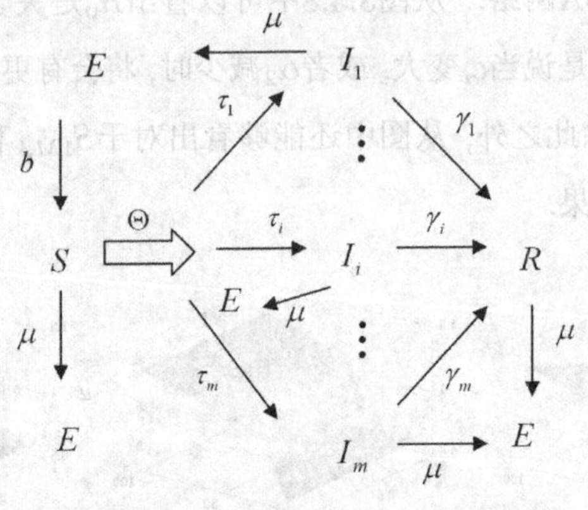


图 3.4.9: 模型(3.4.1)的流程图.

节点的每一种状态之间的转化有着特定的转化率. 空节点能够以概率$b$出生成为一个健康的易感者节点; 非空节点以概率$\mu$死亡成为一个空节点; 易感者节点若连向一个属于第$i$个染病群体的染病节点, 则它会以概率$\lambda_i$被感染成为一个染病节点; 新的染病节点成为第$i$个染病群体的染病节点的概率为$\tau_i$; 染病节点以概率$\gamma_i$被治愈. 则本节所研究的模型为:

$$\begin{cases} \frac{dS_k}{dt}=b\left(1-S_k-\sum\limits_i I_{i,k}-R_k\right)-kS_k\Theta-\mu S_k, \\ \frac{dI_{i,k}}{dt}=\tau_i kS_k\Theta-\gamma_i I_{i,k}-\mu I_{i,k}, \quad i=1,2,\ldots,m, \\ \frac{dR_k}{dt}=\sum\limits_i \gamma_i I_{i,k}-\mu R_k, \end{cases} \tag{3.4.1}$$

这里$\sum\limits_i \tau_i=1$. 假设网络$N$是不相关网络, 则$\Theta$的表达式为

$$\Theta=\sum_i \lambda_i\Theta_i, \tag{3.4.2}$$

其中$\Theta_i=\frac{1}{\langle k\rangle}\sum\limits_k kp(k)I_{i,k}$, 这里$p(k)$是度分布且$\langle k\rangle=\sum\limits_k kp(k)$. 令$Q_k=S_k+\sum\limits_i I_{i,k}+R_k$, 将(3.4.1)的所有方程关于度$k$相加, 得到一个关于$Q_k$的方程

$$\frac{dQ_k}{dt}=b-(b+\mu)Q_k. \tag{3.4.3}$$

联立系统(3.4.1)和方程(3.4.3), 取极限系统得到

$$\begin{cases} \frac{dS_k}{dt}=b(1-Q_k^*)-kS_k\Theta-\mu S_k, \\ \frac{dI_{i,k}}{dt}=\tau_i kS_k\Theta-\gamma_i I_{i,k}-\mu I_{i,k}, \end{cases} \tag{3.4.4}$$

这里$Q_k^*=b/(b+\mu)$, 因为(3.4.1)和(3.4.4)具有相同的动力学性质, 所以在下面的小节中将研究(3.4.4)的动力学性质.

### §3.4.2 平衡点和基本再生数

明显系统(3.4.4)存在一个无病平衡点$E^0\left(S_k^0,I_{i,k}^0\right)$

$$S_k^0=\frac{b(1-Q_k^*)}{\mu}=\frac{b}{b+\mu}, \quad I_{i,k}^0=0,$$

对于$i=1,2,\ldots,m$, $k=1,2,\ldots,n$. 下面来求基本再生数. 在无病平衡点处,

新的染病者的出现用矩阵T表示，染病者的移出用Σ表示，

$$\mathrm{T}=\begin{pmatrix}\mathrm{T}_{11} & \mathrm{T}_{12} & \cdots & \mathrm{T}_{1m}\\ \mathrm{T}_{21} & \mathrm{T}_{22} & \cdots & \mathrm{T}_{2m}\\ \vdots & \vdots & \ddots & \vdots\\ \mathrm{T}_{m1} & \mathrm{T}_{m2} & \cdots & \mathrm{T}_{mm}\end{pmatrix},\Sigma=\begin{pmatrix}\Sigma_{11} & 0 & \cdots & 0\\ 0 & \Sigma_{22} & \cdots & 0\\ \vdots & \vdots & \ddots & \vdots\\ 0 & 0 & \cdots & \Sigma_{mm}\end{pmatrix},$$

这里

$$\mathrm{T}_{ij}=\begin{pmatrix}1\tau_i S_1^0\lambda_j\frac{1}{\langle k\rangle}p(k) & 1\tau_i S_1^0\lambda_j\frac{2}{\langle k\rangle}p(k) & \cdots & 1\tau_i S_1^0\lambda_j\frac{n}{\langle k\rangle}p(k)\\ 2\tau_i S_2^0\lambda_j\frac{1}{\langle k\rangle}p(k) & 2\tau_i S_2^0\lambda_j\frac{2}{\langle k\rangle}p(k) & \cdots & 2\tau_i S_2^0\lambda_j\frac{n}{\langle k\rangle}p(k)\\ \vdots & \vdots & \ddots & \vdots\\ n\tau_i S_n^0\lambda_j\frac{1}{\langle k\rangle}p(k) & n\tau_i S_n^0\lambda_j\frac{2}{\langle k\rangle}p(k) & \cdots & n\tau_i S_n^0\lambda_j\frac{n}{\langle k\rangle}p(k)\end{pmatrix},$$

$$\Sigma_{ii}=\begin{pmatrix}-\gamma_i-\mu & 0 & \cdots & 0\\ 0 & -\gamma_i-\mu & \cdots & 0\\ \vdots & \vdots & \ddots & \vdots\\ 0 & 0 & \cdots & -\gamma_i-\mu\end{pmatrix},$$

这里$i,j=1,2,\ldots,m$. 因此下一代再生矩阵$K_L$为

$$K_L=-\mathrm{T}\Sigma^{-1}=\begin{pmatrix}\frac{\mathrm{T}_{11}}{\Sigma_{11}} & \frac{\mathrm{T}_{12}}{\Sigma_{22}} & \cdots & \frac{\mathrm{T}_{1m}}{\Sigma_{mm}}\\ \frac{\mathrm{T}_{21}}{\Sigma_{11}} & \frac{\mathrm{T}_{22}}{\Sigma_{22}} & \cdots & \frac{\mathrm{T}_{2m}}{\Sigma_{mm}}\\ \vdots & \vdots & \ddots & \vdots\\ \frac{\mathrm{T}_{m1}}{\Sigma_{11}} & \frac{\mathrm{T}_{m2}}{\Sigma_{22}} & \cdots & \frac{\mathrm{T}_{mm}}{\Sigma_{mm}}\end{pmatrix}.$$

下面计算$K_1$的最大特征值，即为基本再生数$R_0$. 因为$K_1$的所有行成比例，所以$K_1$的秩为1，也就是说$K_1$有$mn-1$个特征值为0. 引入正的特征向量$w=(w_1,\ldots,w_m)$, 这里$w_i=(1\lambda_i,2\lambda_i,\ldots,n\lambda_i)$, 可以证明$wK_1=wR_0$, 这里

$$R_0=\sum_{i=1}^{m}\sum_{k=1}^{n}\frac{\tau_i\lambda_i k^2 S_k^0 p(k)}{\langle k\rangle(\gamma_i+\mu)}=\frac{\langle k^2\rangle b}{\langle k\rangle(b+\mu)}\sum_{i=1}^{m}\frac{\tau_i\lambda_i}{(\gamma_i+\mu)},$$

即为$K_1$的最大特征值. 令(3.4.4)等式右边为0得到

$$S_k^*=\frac{b\mu}{(k\Theta+\mu)(b+\mu)},\quad I_{i,k}^*=\frac{\tau_i k b\mu\Theta}{(\gamma_i+\mu)(k\Theta+\mu)(b+\mu)}. \tag{3.4.5}$$

联立(3.4.2)和(3.4.5)得到

$$\Theta_i=\sum_k\frac{\tau_i k^2 b\mu\Theta p(k)}{\langle k\rangle(\gamma_i+\mu)(k\Theta+\mu)(b+\mu)},\quad i=1,2,\ldots,m.$$

进而Θ的自相关方程为

$$\Theta=\sum_i\sum_k\frac{\lambda_i\tau_i k^2 b\mu\Theta p(k)}{\langle k\rangle(\gamma_i+\mu)(k\Theta+\mu)(b+\mu)}\equiv\mathscr{F}(\Theta). \tag{3.4.6}$$

明显$\Theta=0$是(3.4.6)的一个解. 因为$\Theta_i\in(0,1]$和$0<\Theta\le\sum\limits_i\lambda_i$, 所以若(3.4.6)存在一个非零解, 则它必须满足

$$\mathscr{F}\left(\sum_i\lambda_i\right)\le\sum_i\lambda_i,\quad 和\quad \left.\frac{d\mathscr{F}(\Theta)}{d\Theta}\right|_{\Theta=0}>1.$$

事实上, 存在

$$\mathscr{F}\left(\sum_i\lambda_i\right)<\sum_i\lambda_i\tau_i<\sum_i\lambda_i,$$

所以可以得到

$$\left.\frac{d\mathscr{F}(\Theta)}{d\Theta}\right|_{\Theta=0}=\frac{\langle k^2\rangle b}{\langle k\rangle(b+\mu)}\sum_i\frac{\tau_i\lambda_i}{(\gamma_i+\mu)}=R_0>1.$$

对于每个$k$, 从(3.4.4)的第一个方程, 可以得到不等式

$$\frac{dS_k}{dt}\le b(1-Q_k^*)-\mu S_k,$$

所以有$S_k\le\frac{b}{b+\mu}=S_k^0$. 进而将(3.4.4) 的所有方程关于度$k$相加, 有

$$\begin{aligned}\frac{d\left(S_k+\sum\limits_i I_{i,k}\right)}{dt}&=b(1-Q_k^*)-\sum_i\gamma_i I_{i,k}-\mu\left(S_k+\sum_i I_{i,k}\right)\\&\le\frac{b\mu}{b+\mu}-\mu\left(S_k+\sum_i I_{i,k}\right),\end{aligned}$$

这时有$\left(S_k+\sum\limits_i I_{i,k}\right)\le\frac{b}{b+\mu}$. 因此, 系统(3.4.4)的最大不变集为

$$\Gamma=\left\{(S_k,I_{i,k})\in\mathbb{R}^{(m+1)n}\,\middle|\,S_k\le\frac{b}{b+\mu}=S_k^0,\left(S_k+\sum_i I_{i,k}\right)\le\frac{b}{b+\mu}\right\},$$

这里$i=1,2,\dots,m$, $k=1,2,\dots,n$. 因此有下面的引理:

**引理 3.4.1** 当$R_0>1$时, 系统(3.4.4)在$\Gamma$的内部存在一个正平衡点.

### §3.4.3 平衡点的稳定性

本节将研究无病平衡点$E^0$ 和正平衡点$E^*$的稳定性. 首先系统在无病平衡点$E^0$处的Jacobin 的矩阵为

$$J|_{E^0}=\begin{pmatrix}J_1 & J_2\\ 0 & J_3\end{pmatrix},$$

这里

$$J_1=\begin{pmatrix}-\mu & 0 & \cdots & 0\\ 0 & -\mu & \cdots & 0\\ \vdots & \vdots & \ddots & \vdots\\ 0 & 0 & \cdots & -\mu\end{pmatrix},J_3=\begin{pmatrix}J_{3,11} & J_{3,12} & \cdots & J_{3,1m}\\ J_{3,21} & J_{3,22} & \cdots & J_{3,2m}\\ \vdots & \vdots & \ddots & \vdots\\ J_{3,m1} & J_{3,m2} & \cdots & J_{3,mm}\end{pmatrix}.$$

其中

$$J_{3,ij}=\begin{pmatrix}1\tau_iS_1^0\frac{1}{\langle k\rangle}p(k)-\gamma_i-\mu & \cdots & 1\tau_iS_1^0\frac{n}{\langle k\rangle}p(k)\\ \vdots & \ddots & \vdots\\ n\tau_iS_n^0\frac{1}{\langle k\rangle}p(k) & \cdots & n\tau_iS_n^0\frac{n}{\langle k\rangle}p(k)-\gamma_i-\mu\end{pmatrix},$$

对于$i,j=1,2,\dots,m$. 因为$J_2$和$J|_{E^0}$ 的特征值无关, 所以没有给出$J_2$的表达式. 很明显$J|_{E^0}$ 有$n$个特征值等于$-\mu$. 所以还有$mn$ 个特征值被$J_3$ 所确定. 现在证明$-J_3$ 是一个$M$矩阵. 事实上, 对$-J_3$乘以正特征向量$f=(f_1,f_2,\dots,f_m)$, 其中

$$f_i=\left(\frac{1\tau_iS_1^0}{\gamma_i+\mu},\frac{2\tau_iS_2^0}{\gamma_i+\mu},\dots,\frac{n\tau_iS_n^0}{\gamma_i+\mu}\right).$$

我们能够得出

$$-J_3 f = \left(1 - \sum_{i=1}^{m}\sum_{k=1}^{n}\frac{\tau_i\lambda_i k^2 S_k^0 p(k)}{\langle k\rangle(\gamma_i+\mu)}\right)P = (1-R_0)P,$$

其中

$$P \triangleq (P_1, P_2, \ldots, P_m)\text{，这里}P_i = \left(1\tau_i S_1^0, 2\tau_i S_2^0, \ldots, n\tau_i S_n^0\right)$$

是一个正特征向量. 因此, 根据$M$矩阵的理论, $J_3$的所有特征值都具有负实部. 所以当$R_0 < 1$时, 无病平衡点是局部渐近稳定的. 另一方面, 通过数学推导, $J_3$的行列式为

$$\det J_3 = (-1)^{mn}\prod_{i=1}^{m}(\gamma_i+\mu)^n(1-R_0).$$

因此, 当$R_0 > 1$时, 矩阵$J_3$至少存在一个具有正实部的特征值, 也就是说无病平衡点不稳定. 因此得到如下定理:

**定理 3.4.2** 当$R_0 < 1$时, 系统(3.4.4)的无病平衡点局部渐近稳定, 且当$R_0 > 1$时, 无病平衡点不稳定.

**定理 3.4.3** 当$R_0 < 1$时, 系统(3.4.4)的无病平衡点全局渐近稳定.

**证明:** 考虑如下Lyapunov 函数

$$V = \sum_{i=1}^{m}\sum_{k=1}^{n}\frac{k\lambda_i}{\gamma_i+\mu}I_{i,k}.$$

求导得到

$$\begin{aligned}
V' &= \sum_{i=1}^{m}\sum_{k=1}^{n}\frac{k\lambda_i}{\gamma_i+\mu}\left(\tau_i k S_k\sum_j\lambda_j\frac{1}{\langle k\rangle}\sum_k kp(k)I_{j,k} - \gamma_i I_{i,k} - \mu I_{i,k}\right)\\
&= \sum_{i=1}^{m}\sum_{k=1}^{n}\frac{k\lambda_i}{\gamma_i+\mu}\tau_i k S_k\sum_{j=1}^{m}\lambda_j\frac{1}{\langle k\rangle}\sum_k kp(k)I_{j,k} - \sum_{i=1}^{m}\sum_{k=1}^{n}k\lambda_i I_{i,k}\\
&\le \sum_{i=1}^{m}\sum_{k=1}^{n}\sum_{j=1}^{m}k\lambda_i\frac{\tau_i k S_k^0\lambda_j}{\gamma_i+\mu}\frac{1}{\langle k\rangle}\sum_k kp(k)I_{j,k} - \sum_{i=1}^{m}\sum_{k=1}^{n}k\lambda_i I_{i,k}\\
&= wK_L I - wI = (R_0-1)wI < 0.
\end{aligned}$$

这里$w$, $K_L$在前一节中已经给出, $I=(I_1,I_2,\ldots,I_m)^T$, 其中$I_i=(I_{i,1},\ldots,I_{i,n})^T$, $i=1,2,\ldots,m$. 若$R_0<1$, 则$V_0=0$ 当且仅当$I=0$. 若$R_0=1$, 则$V'=0$, 进一步有

$$\sum_{i=1}^{m}\sum_{k=1}^{n}\frac{k\lambda_i}{\gamma_i+\mu}\tau_i kS_k\sum_{j=1}^{m}\lambda_j\frac{1}{\langle k\rangle}\sum_{k}kp(k)\,I_{j,k}=\sum_{i=1}^{m}\sum_{k=1}^{n}k\lambda_i I_{i,k}. \tag{3.4.7}$$

若至少存在一个$k=1,2,\ldots,n$, $S_k\neq S_k^0$, 则

$$\begin{aligned}&\sum_{i=1}^{m}\sum_{k=1}^{n}\frac{k\lambda_i}{\gamma_i+\mu}\tau_i kS_k\sum_{j=1}^{m}\lambda_j\frac{1}{\langle k\rangle}\sum_{k}kp(k)\,I_{j,k}\\&<\sum_{i=1}^{m}\sum_{k=1}^{n}\frac{k\lambda_i}{\gamma_i+\mu}\tau_i kS_k^0\sum_{j=1}^{m}\lambda_j\frac{1}{\langle k\rangle}\sum_{k}kp(k)\,I_{j,k}\\&=wK_LI=wR_0I=wI.\end{aligned}$$

所以(3.4.7) 只有唯一的零解$I=0$. 因此, $V'=0$ 当且仅当$I=0$ 或$S_k=S_k^0$, 当$R_0<1$时能够证明当$V'=0$时, 孤立点$E^0$是唯一的紧不变集. 根据LaSalle不变性原理, 当$R_0<1$时, 在$\Gamma$内部, $E^0$是全局渐近稳定的.

**定理 3.4.4** 当$R_0>1$时, 系统(3.4.4)的正平衡点$E^*$全局渐近稳定, 同时也说明系统的正平衡点是唯一的.

**证明:** 令

$$V_{i,k}=\tau_i\left(S_k-S_k^*-S_k^*\ln\frac{S_k}{S_k^*}\right)+\left(I_{i,k}-I_{i,k}^*-I_{i,k}^*\ln\frac{I_{i,k}}{I_{i,k}^*}\right).$$

利用平衡点方程, 且对$V_{i,k}$求导, 得到

$$\begin{aligned}V_{i,k}' =\ & \tau_i kS_k^*\sum_{j}\lambda_j\frac{1}{\langle l\rangle}\sum_{l}lp(l)\,I_{j,l}^*\left(2-\frac{S_k^*}{S_k}-\frac{I_{i,k}^*S_kI_{j,l}}{I_{i,k}S_k^*I_{j,l}^*}+\frac{I_{j,l}}{I_{j,l}^*}-\frac{I_{i,k}}{I_{i,k}^*}\right)\\&+\tau_i\mu\left(2-\frac{S_k^*}{S_k}-\frac{S_k}{S_k^*}\right).\end{aligned}$$

令

$$a_{i,k;j,l}=\tau_i kS_k^*\sum_{j}\lambda_j\frac{1}{\langle l\rangle}\sum_{l}lp(l)\,I_{j,l}^*,\quad G_{i,k}(I_{i,k})=-\frac{I_{i,k}}{I_{i,k}^*}+\ln\frac{I_{i,k}}{I_{i,k}^*},$$

$$F_{i,k;j,l}=2-\frac{S_k^*}{S_k}-\frac{I_{i,k}^*S_kI_{j,l}}{I_{i,k}S_k^*I_{j,l}^*}+\frac{I_{j,l}}{I_{j,l}^*}-\frac{I_{i,k}}{I_{i,k}^*},$$

且$S_k^*/S_k+S_k/S_k^*\geq 2$, 当且仅当$S_k=S_k^*$等号成立, 很明显

$$V_{i,k}'\leq a_{i,k;j,l}F_{i,k;j,l}.$$

令$\Phi(a)=1-a+\ln a$. 则$\Phi(a)\leq 0$ 其中$a>0$ 当$a=1$时等号成立. 所以,

$$\begin{aligned}F_{i,k;j,l} &= G_{i,k}(I_{i,k})-G_{j,l}(I_{j,l})+\Phi\left(\frac{S_k^*}{S_k}\right)+\Phi\left(\frac{I_{i,k}^*S_kI_{j,l}}{I_{i,k}S_k^*I_{j,l}^*}\right)\\ &\leq G_{i,k}(I_{i,k})-G_{j,l}(I_{j,l}).\end{aligned}$$

考虑下面的矩阵

$$\bar{B}=(a_{i,k;j,l})=\begin{pmatrix}\bar{B}_{11}&\bar{B}_{12}&\cdots&\bar{B}_{1m}\\ \bar{B}_{21}&\bar{B}_{22}&\cdots&\bar{B}_{2m}\\ \vdots&\vdots&\ddots&\vdots\\ \bar{B}_{m1}&\bar{B}_{m2}&\cdots&\bar{B}_{mm}\end{pmatrix},$$

其中

$$\bar{B}_{ij}=\begin{pmatrix}1\tau_iS_1^*\lambda_j\frac{1}{\langle l\rangle}p(1)I_{j,1}^*&\cdots&1\tau_iS_1^*\lambda_j\frac{n}{\langle l\rangle}p(n)I_{j,n}^*\\ \vdots&\ddots&\vdots\\ n\tau_iS_n^*\lambda_j\frac{1}{\langle l\rangle}p(1)I_{j,1}^*&\cdots&n\tau_iS_n^*\lambda_j\frac{n}{\langle l\rangle}p(n)I_{j,n}^*\end{pmatrix}.$$

令$\omega_{i,k}$为矩阵$L$的第$(i,k)$个对角线元素的余子式, 也就是$\bar{B}$ 的Laplacian矩阵. 根据[136]中的引理2.1, 得到$\omega_{i,k}$ 为正, 其中$i=1,2,\ldots,m$, $k=1,2,\ldots,n$. 因此$V_{i,k}$, $F_{i,k;j,l}$, $G_{i,k}$ 和$a_{i,k;j,l}$ 满足[133]中的定理3.1和推论3.3的假设. 再根据[133]中的定理3.1, 得到函数

$$V=\sum_{i=1}^{m}\sum_{k=1}^{n}\omega_{i,k}V_{i,k}$$

是系统(3.4.4)的Lyapunov 函数, 也就是说对所有的$(S_k,I_{i,k})\in\Gamma$, $i=1,\ldots,m$, $k=1,\ldots,n$, 成立$V\leq 0$. 所以利用[133–136]中相同的理论得出$E^*$ 是当$V'=0$时的最大不变集. 根据LaSalle不变集原理, $E^*$在$\Omega$内是全局渐近稳定的.

### §3.4.4 数值模拟和敏感性分析

对于模型(3.4.4), 已经证明了它的无病平衡点和正平衡点的稳定性. 下面给出模型的数值模拟结果和一些参数的敏感性分析. 首先, 构造一个BA网络, 其中网络的规模为$N = 1000$, 度分布为$p'(k) = (\eta - 1)\rho^{\eta-1}k^{-\eta}$, 其中$\rho = 2$, $\eta = 3$. 可以看出$p(k) \sim p'(k)$. 进而能够计算出$\langle k \rangle = 3.9720$, $\langle k^2 \rangle = 44.6140$.

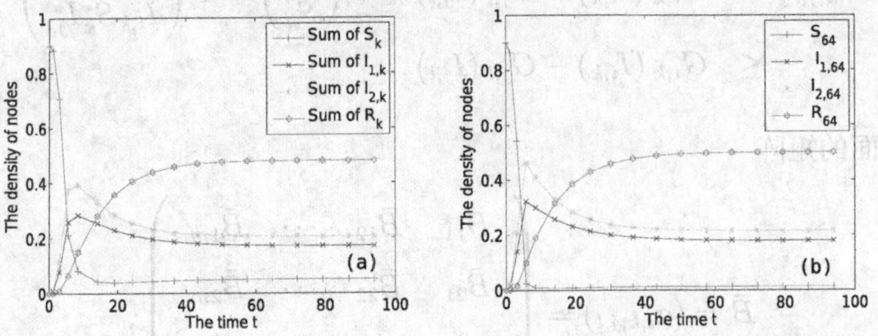


图 3.4.10: 当$R_0 = 14.4997$时, 关于方程解的数值模拟. (a)为$S_k$, $I_{1,k}$, $I_{2,k}$, $R_k$之和关于时间的模拟图; (b)为$S_{64}$, $I_{1,64}$, $I_{2,64}$, $R_{64}$关于时间的模拟图.

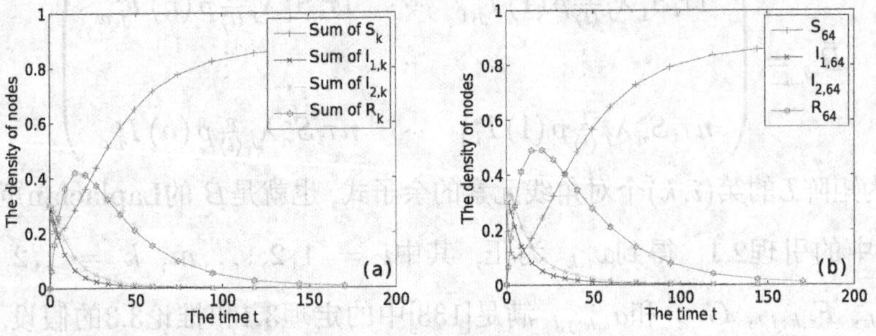


图 3.4.11: 当$R_0 = 0.8911$时, 关于方程解的数值模拟. (a)为$S_k$, $I_{1,k}$, $I_{2,k}$, $R_k$之和关于时间序列的模拟图; (b)为$S_{64}$, $I_{1,64}$, $I_{2,64}$, $R_{64}$关于时间序列的模拟图.

参数选取为$m = 2$, $b = 0.4$, $\mu = 0.04$, $\tau_1 = 0.4$, $\tau_2 = 0.6$, $\gamma_1 = 0.04$, $\gamma_2 = 0.06$, $\lambda_1 = 0.14$, $\lambda_2 = 0.12$, 这时的基本再生数为$R_0 = 14.4997 > 1$. 参数选取为$m = 2$, $b = 0.3$, $\mu = 0.04$, $\tau_1 = 0.4$, $\tau_2 = 0.6$, $\gamma_1 = 0.13$, $\gamma_2 = 0.10$,

$\lambda_1 = 0.02$, $\lambda_2 = 0.01$, 这时的基本再生数为$R_0 = 0.8911 < 1$. 图3.4.10和图3.4.11中分别给出了模型(3.4.4)的解关于时间的模拟.

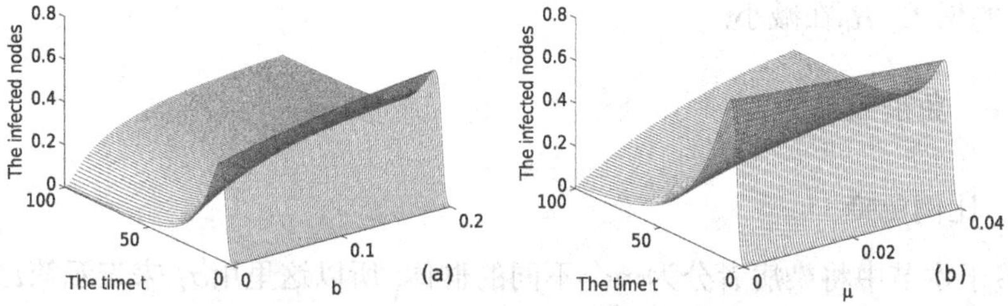


图 3.4.12: 参数$b$, $\mu$以及时间对于染病节点密度的影响. (a)为关于参数$b$的模拟; (b)为关于参数$\mu$的模拟.

图3.4.12对染病节点的密度与$b$, $\mu$以及时间的关系进行模拟. 在图3.4.12(a)中, 参数选取为$\tau_1 = 0.4$, $\tau_2 = 0.6$, $\mu = 0.04$, $\lambda_1 = 0.10$, $\lambda_2 = 0.12$, $\gamma_1 = 0.04$,$\gamma_2 = 0.06$. 在3.4.12(b)中, 参数选取为$\tau_1 = 0.4$, $\tau_2 = 0.6$, $b = 0.4$, $\lambda_1 = 0.10$, $\lambda_2 = 0.12$, $\gamma_1 = 0.04$,$\gamma_2 = 0.06$. 从图3.4.12中可以看出, 参数$b$ 和$\mu$ 都对稳定态的染病节点控制有着一定的效果, 除此之外, 参数$b$ 对染病节点的峰值的影响也十分的大.

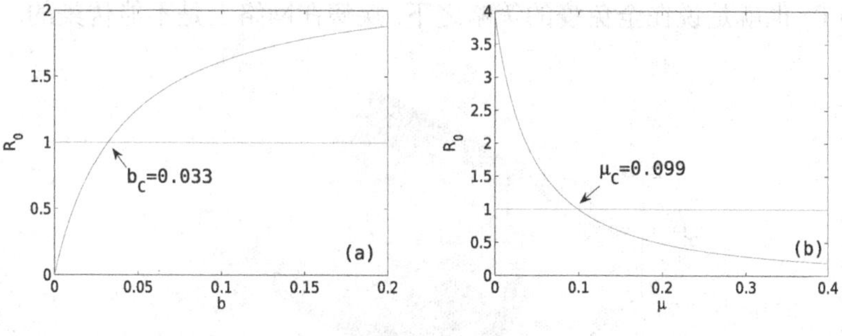


图 3.4.13: 参数$b$, $\mu$对于基本再生数$R_0$的影响. (a)为关于参数$b$和$R_0$的模拟; (b)为关于参数$\mu$和$R_0$的模拟.

图3.4.13对$R_0$进行了敏感性分析. 在图3.4.13(a), 参数选取为$\mu = 0.04$, $m = 2$, $\tau_1 = 0.4$, $\tau_2 = 0.6$, $\gamma_1 = 0.04$, $\gamma_2 = 0.06$, $\lambda_1 = 0.015$, $\lambda_2 = 0.020$, 计算

得到临界值为$b_C = 0.033$. 可以看出随着$b$ 的增大, $R_0$在不断增大. 同样, 在图3.4.13(b)中, 选取参数为$b = 0.3$, $m = 2$, $\tau_1 = 0.4$, $\tau_2 = 0.6$, $\gamma_1 = 0.04$, $\gamma_2 = 0.06$, $\lambda_1 = 0.015$, $\lambda_2 = 0.020$, 计算得到临界值为$\mu_C = 0.099$, 可以看出随着$\mu$的增大, $R_0$在减小.

### §3.4.5 免疫效果

1. 比例免疫

鉴于本节中将染病者分为$m$个不同的群体, 所以这里用$\sigma_i$ 来表示第$i$个染病群体和易感者之间的免疫率$0<\sigma_i<1$, $i=1,2,\ldots,m$, 进而模型(3.4.4)变为:

$$\begin{cases} \frac{dS_k}{dt} = \frac{b\mu}{b+\mu} - kS_k \sum\limits_i \lambda_i (1-\sigma_i)\Theta_i - \mu S_k, \\ \frac{dI_{i,k}}{dt} = \tau_i k S_k \sum\limits_i \lambda_i (1-\sigma_i)\Theta_i - \gamma_i I_{i,k} - \mu I_{i,k}. \end{cases} \tag{3.4.8}$$

同样计算出基本再生数

$$\hat{R}_0 = \frac{\langle k^2\rangle b}{\langle k\rangle (b+\mu)} \sum_{i=1}^{m} \frac{\tau_i \lambda_i (1-\sigma_i)}{(\gamma_i+\mu)}. \tag{3.4.9}$$

比较$\hat{R}_0$和$R_0$ 的表达式, 当$\sigma_i = 0$, 即没有免疫时, $\hat{R}_0 = R_0$; 否则若存在一个$i$, 有$0 < \sigma_i < 1$, 则$\hat{R}_0 < R_0$, 也就是说明免疫策略是有效的; 若当$\sigma_i \to 1$, 则有$\hat{R}_0 \to 0$, 也就是说在全免疫的策略之下, 疾病在网络上是不能传染的.

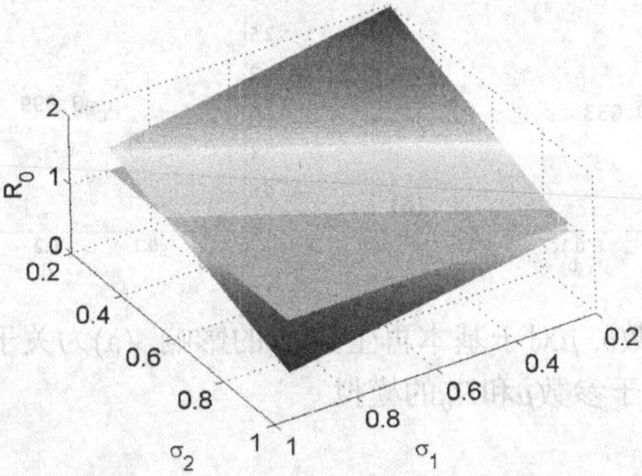


图 3.4.14: 参数$\sigma_1$, $\sigma_2$对于$\hat{R}_0$的影响.

图3.4.14给出免疫参数$\sigma_1, \sigma_2$ 对于$\hat{R}_0$ 的影响. 本节的网络是度分布服从$p(k) = (\eta-1)\rho^{\eta-1}k^{-\eta}$ 的BA 网络. 参数选取为$m=2$, $\rho=2$, $\eta=3$, $n=100$, $b=0.4$, $\mu=0.04$, $\tau_1=0.4$, $\tau_2=0.6$, $\lambda_1=0.04$, $\lambda_2=0.05$, $\gamma_1=0.04$, $\gamma_2=0.06$, 从图3.4.14中, 可以看出免疫参数$\sigma_1$ 和$\sigma_2$对于$\hat{R}_0$有着相同的免疫效果.

2. 目标免疫

在网络中, 引入最大、最小阈值$\kappa_1$ 和$\kappa_2$, 使得对所有度$k$, $k>\kappa_2$的节点进行免疫, 若当$\kappa_1<k\le\kappa_2$时, 将会对其中一部分$c_k(0<c_k\le1)$进行免疫, $c_k$表示被免疫的个体比例. 进而定义对第$i$个染病群体和易感群体接触的免疫系数为:

$$\delta_{i,k}=\begin{cases}1, & k>\kappa_2,\\ c_{i,k}, & \kappa_1<k\le\kappa_2,\\ 0, & k\le\kappa_1,\end{cases}$$

这里$\bar{\delta}_i=\sum\limits_k\delta_{i,k}p(k)$ 是平均免疫率. 这样模型(3.4.4)变为:

$$\begin{cases}\frac{dS_k}{dt}=\frac{b\mu}{b+\mu}-kS_k\sum\limits_i\lambda_i(1-\delta_{i,k})\Theta_i-\mu S_k,\\ \frac{dI_{i,k}}{dt}=\tau_ikS_k\sum\limits_i\lambda_i(1-\delta_{i,k})\Theta_i-\gamma_iI_{i,k}-\mu I_{i,k}.\end{cases}\tag{3.4.10}$$

计算基本再生数为

$$\tilde{R}_0=\frac{b}{\langle k\rangle(b+\mu)}\sum_{i=1}^m\frac{\langle k^2(1-\delta_{i,k})\rangle\tau_i\lambda_i}{(\gamma_i+\mu)}.\tag{3.4.11}$$

进一步指出$\langle k^2(1-\delta_{i,k})\rangle=\bar{\delta}_i\langle k^2\rangle+\delta_i'$, 其中$\delta_i'=\left\langle\left(\delta_{i,k}-\bar{\delta}_i\right)\left(k^2-\langle k^2\rangle\right)\right\rangle$ 是$\delta_{i,k}$ 和$k^2$的协方差. 如果令$\sigma_i=\bar{\delta}_i$, 则$\hat{R}_0<\tilde{R}_0$, 也就意味着对于相同的平均免疫率来说, 目标免疫比比例免疫更加有效.

当令$\delta_{i,k}=\delta$, 其中$i=1,2,\ldots,m$, $k=1,2,\ldots,n$, 在图3.4.15中给出$\kappa_2$ 和$\delta$ 对于$\tilde{R}_0$的影响关系. 参数选取为$m=2$, $\rho=2$, $\eta=3$, $n=100$, $b=0.4$, $\mu=0.04$, $\tau_1=0.4$, $\tau_2=0.6$, $\lambda_1=0.0025$, $\lambda_2=0.02$, $\gamma_1=0.04$, $\gamma_2=0.06$, $\kappa_1=10$. 网络选取为度分布服从于$p(k)=(\eta-1)\rho^{\eta-1}k^{-\eta}$的BA网络. 从

图3.4.15中可以看出$\tilde{R}_0$关于$\kappa_2$是增函数, 关于$\delta$是减函数. 也就是说, 当$\delta$比较大, $\kappa_2$比较小的时候, 将有更多的人得到免疫, 这时疾病将会被得到控制.

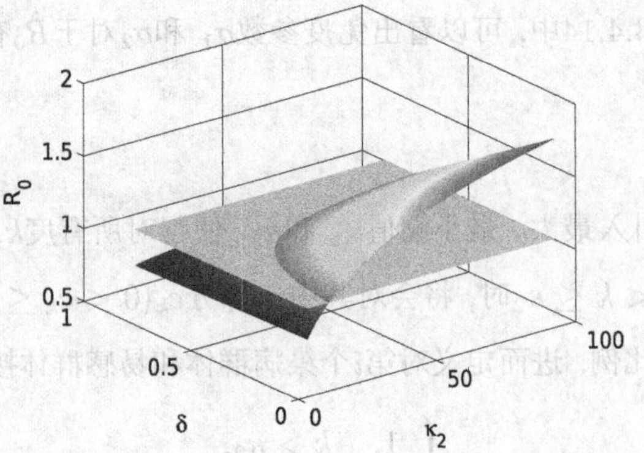


图 3.4.15: 参数$\kappa_2$, $\delta$对于$\tilde{R}_0$的影响.

## §3.5 本章小结

传统的传染病动力学模型, 假设人口都处于一个同质均匀的网络中, 而复杂网络概念引入之后, 就可以将个人的接触数量引入到了建模中, 从而使疾病的模型更加的贴近实际.

我们首先研究了无尺度网络上两种群的传染病模型, 分析了模型平衡点的存在性和稳定性. 通过在模型上应用一致免疫, 比例免疫和目标免疫, 我们得出对于非均匀网络上的传染病模型来讲, 比例免疫策略是有效的一种免疫策略. 在比例免疫策略中, 我们考虑了仅对其中一个种群进行免疫, 分析结果表明这种形式的免疫也是无效的. 也就是说在对非均匀网络上两种群传染病模型进行免疫控制的时候, 我们应该采取比例免疫策略, 在采取比例策略的时候, 不仅要对一个种群进行免疫, 而且要对两个种群同时进行免疫.

我们还考虑了关于性传播疾病的建模和理论分析, 通过数值模拟和免疫策略的研究来获得了疾病的有效的控制方法. 建立并分析了复杂网络上的具有多个染病群体的动力学模型, 证明了无病平衡点和正平衡点的全局稳定性, 通过模拟和免疫策略的研究提出了疾病的控制方法. 这种适用于流感、乙肝、肺结核等疾病, 将人与人之间的接触被作为一个无尺度的社交网络, 通过疾病在网络上的模拟和免疫策略的讨论, 得出有效的免疫策略, 从而有效的控制疾病的传播.

本章的研究仍然存在一些问题: 本章所研究的网络为静态网络, 没有考虑网络在疾病传播中的拓扑结构的变化; 性传播疾病很多都是通过同性传染, 有些甚至通过血液进行传播; 本章主要针对流感等短期爆发疾病进行建模, 忽略了模型中的因病死亡, 但是对于有些疾病, 比如艾滋病等, 传播过程中的因病死亡是不能忽略的, 这些都有待今后的研究.

# 第四章 网络上的随机传染病模型

本章根据传染病动力学、随机微分方程理论以及复杂网络等理论知识, 研究了随机噪声对传染病传播的影响, 尤其是网络上传染病传播的影响. 具体研究了一个带有双噪声的 SI 传染病模型和复杂网络上带有随机扰动的 SI 传染病模型, 给出了它们各自的动力学的分析.

## §4.1 引 言

现代传染病动力学模型基本分为两个方向: 确定性仓室模型与随机动力学模型. 确定性传染病仓室模型, 在建模时考虑的具体对象不同, 建立的数学模型也不同. 用时滞微分方程模型来建立带有疾病潜伏期的模型; 用偏微分方程建立带有年龄结构的传染病模型; 用反应扩散方程构造考虑种群或者人口扩散的传染病模型; 用脉冲微分方程建立种群具有季节性出生或者脉冲预防接种特点的传染病模型; 用周期的微分方程模型来研究疾病周期性传播或种群出生的周期性. 目前针对具体疾病的研究和网络传染病动力学模型又是重要的发展趋势.

考虑到现实生活中充满了随机性和不可测性, 使用随机模型能够更好的符合实际. 用不同的方法构造的随机模型对种群动力系统会有不同的影响. 一类方法是对参数的随机扰动. 在文献 [56, 57, 137]中考虑了参数扰动的情况. Dalal在文献 [56] 中, 把随机性引入到一个 AIDS 模型, 避孕套的使用通过参数扰动的方式加入到 AIDS 模型中. 用 $\sigma+\sigma_1\dot{B}(t)$ 代替参数 $\sigma$ (感染者发展成艾滋病的人均速率), $\dot{B}(t)$ 是白噪声, $\sigma_1>0$ 是噪声强度, 得到了对应的随机 AIDS 模型. 作者证明了正解的存在性, 并且分析了系统的随机稳定性. 在文献 [57]中, 对参

数疾病死亡率引入环境噪声来描述HIV-1 感染的病毒动力学:

$$\begin{cases} dx_1(t)=(\lambda-\delta x_1(t)-(1-\gamma)\beta x_1(t)x_3(t))dt-\sigma_1 x_1(t)dB_1(t), \\ dx_2(t)=((1-\gamma)\beta x_1(t)x_3(t)-ax_2(t))dt-\sigma_1 x_2(t)dB_1(t), \\ dx_3(t)=((1-\eta)Nax_2(t)-\mu x_3(t)-(1-\gamma)\beta x_1(t)x_3(t))dt-\sigma_2 x_3(t)dB_2(t). \end{cases}$$

在文中作者证明了系统正解的存在性并且分析了系统的渐近行为. 在文 [137]中, 作者研究了疾病传染率 $\beta$ 受到环境噪声影响的 SIR 随机传染病模型:

$$\begin{cases} dS(t)=(-\beta S(t)I(t)-\mu S(t)+\mu)dt-\sigma S(t)I(t)dW(t), \\ dI(t)=(\beta S(t)I(t)-(\lambda+\mu)I(t))dt+\sigma S(t)I(t)dW(t), \\ dR(t)=(\lambda I(t)-\mu R(t))dt. \end{cases}$$

作者证明了由于环境噪声的存在, 疾病流行的阈值发生了改变, 并通过数值模拟找到了随机临界值. 文献 [61]研究了一个带有随机扰动的多群体 SIR 传染病模型. 他们假设环境噪声主要影响参数 $\beta_{kk}$, 即$\beta_{kk}\to\beta_{kk}+\sigma_k\dot{B}_k(t), k=1,2,\ldots,n$. 他们建立了如下随机模型:

$$\begin{cases} dS_k(t)=[\Lambda_k-\sum_{j=1}^n\beta_{kj}S_k(t)I_j(t)-d_kS_k(t)]dt-\sigma_kS_k(t)I_k(t)dB_k(t), \\ dI_k(t)=[\sum_{j=1}^n\beta_{kj}S_k(t)I_j(t)-(d_k+\epsilon_k+\gamma_k)I_k(t)]dt+\sigma_kS_k(t)I_k(t)dB_k(t), \\ dR_k(t)=[\gamma_kI_k(t)-d_kR_k(t)]dt,\ \ k=1,2,\ldots,n. \end{cases}$$

他们用 Lyapunov 函数的方法证明了当 $R_0\leq 1$ 时无病平衡点是全局渐近稳定的; 当 $R_0>1$ 时, 疾病将会盛行. 文献 [138]研究了同质网络上的随机传染病模型, 我们假设环境噪声影响参数 $\lambda$ (传染率), 用 $\lambda+\sigma\xi(t)$ 代替参数 $\lambda$, 建立了下面的随机模型:

$$d\rho(t)=(-\rho(t)+\lambda\langle k\rangle\rho(t)(1-\rho(t)))dt+\sigma\langle k\rangle\rho(t)(1-\rho(t))dW(t).$$

文章中运用 Oseledec 乘性遍历理论计算最大 Lyapunov 指数, 并根据最大 Lyapunov 指数分析了随机稳定性, 通过概率密度函数研究了系统的随机分岔行为, 并且得到新的基本再生数.

另一类方法是在平衡点处的扰动, 在文献 [139, 140]中, 作者考虑了传染病模型正平衡点处的随机扰动. 在文献 [139]中, Beretta 假设随机扰动是白噪声类型, 与 $S(t), I(t), R(t)$ 同值 $S^*, I^*, R^*$ 的距离成正比例, 相应的影响 $\dot{S}(t), \dot{I}(t), \dot{R}(t)$. 通过这种方法, 他们得到如下的随机系统:

$$\begin{cases} dS(t) = (-\beta S(t)\int_0^h f(s)I(t-s)ds - \mu_1 S(t) + b)dt + \sigma_1(S(t) - S^*)dB_1(t), \\ dI(t) = (\beta S(t)\int_0^h f(s)I(t-s)ds - (\lambda+\mu_2)I(t))dt + \sigma_2(I(t) - I^*)dB_2(t), \\ dR(t) = (\lambda I(t) - \mu R(t))dt + \sigma_3(R(t) - R^*)dB_3(t). \end{cases}$$

他们用Lyapunov函数的方法证明了随机系统是以概率稳定的并且得到了同系统参数相关的稳定条件. 文献[141]研究了另外一种带有随机扰动的生物学模型, Imhof和Walcher建立了如下随机模型:

$$\begin{cases} dX_0 = (r - \delta X_0 - a_1(X_0, X_1) - a_2(X_0, X_0))dt + \sigma_0 X_0 dB_0(t), \\ dX_1 = (a_1(X_0, X_1) - s_1(X_1, X_2))dt + \sigma_1 X_1 dB_1(t), \\ dX_2 = (a_2(X_0, X_2) - s_2(X_1, X_2))dt + +\sigma_2 X_2 dB_2(t). \end{cases}$$

在随机传染病的研究中, 大都假设环境噪声为白噪声(Itô意义下), 且都是只含有单个噪声的随机传染病模型. 目前在随机传染病模型中研究Stratonovich意义下的随机传染病模型还很少, 基于复杂网络上的随机传染病模型的研究也较少, 我们在这方面做了一些研究[142, 143]. 在第二节中, 构造了一个带有双噪声的随机传染病模型, 通过Lyapunov指数和奇异边界理论, 得到了模型的局部随机稳定和全局随机稳定的条件. 根据不变测度和平稳概率密度分析了随机动态分岔和随机唯象分岔. 在第三节中, 主要研究了复杂网络上带有随机扰动的SI传染病模型, 运用Lyapunov分析方法, 证明了随机系统全局解的存在性, 分析了随机系统的解在确定性系统无病平衡点和地方病平衡点的渐近行为, 并通过数值模拟分析了随机噪声对传染病传播的影响.

## §4.2 带有双噪声的随机SI传染病模型

非线性系统在Gauss白噪声激励下的响应是扩散的Markov过程. 系统运动的微分方程可模型化为Itô随机微分方程或Stratonovich随机微分方程. 在处理实际动态系统对Gauss白噪声的响应时, 微分方程应模型化为Stratonovich随机微分方程[144]. 白噪声对系统的作用包括乘性随机激励和加性随机激励, 从现象学的观点, 乘性噪声和加性噪声表现出不同的特点. 因此, 我们构造一个包含乘性噪声和加性噪声双噪声的随机传染病模型.

### §4.2.1 模型的建立和简化

我们把人群分为两类: 易感者$S$, 染病者$I$, 选取简单的$SI$模型, 建立双噪声随机SI模型

$$\begin{cases} \frac{dS}{dt} = A - \beta SI - \mu S + \alpha_1 S\xi(t) + \beta_1\eta(t), \\ \frac{dI}{dt} = \beta SI - \mu I + \alpha_2 I\xi(t) + \beta_2\eta(t). \end{cases} \tag{4.2.1}$$

其中, $A$表示人口的出生率, $\beta$表示染病者对易感者的传染率, $\mu$是自然死亡率, $\xi(t)$为易感者和染病者受到的乘性随机激励(与环境及人自身等内在因素相关), $\eta(t)$为加性随机激励(易感者和染病者受到的直接影响其数量变化的外界随机激励, 如突发自然灾害), $\alpha_1, \alpha_2, \beta_1, \beta_2$是噪声强度. 为了便于研究, 假设$\xi(t)$与$\eta(t)$为独立的具有零均值和标准方差的Gauss白噪声. 即

$$E[\xi(t)] = E[\eta(t)] = 0,$$

$$E[\xi(t)\xi(t+\tau)] = E[\eta(t)\eta(t+\tau)] = \delta(\tau), E[\xi(t)\eta(t+\tau)] = 0.$$

系统(4.2.1)为Stratonovich意义下的随机微分方程, $\delta(\tau)$为Dirac函数.

当随机系统(4.2.1)未受到随机激励时, 即$\alpha_1 = \alpha_2 = \beta_1 = \beta_2 = 0$时, 系统有两个平衡点: $E_1(\frac{A}{\mu}, 0)$, $E_2(\frac{\mu}{\beta}, \frac{\beta A - \mu^2}{\mu\beta})$. 当 $R_0 = \frac{\beta A}{\mu^2} \leq 1$ 时, 系统的无病平

衡点$E_1$全局渐近稳定; 当 $R_0=\frac{\beta A}{\mu^2}>1$ 时, 系统的正平衡点 $E_2$ 全局渐近稳定. 在非线性随机动力系统(4.2.1)中, 随机项的作用使平衡点的稳定性发生改变, 即随机系统的稳态解会产生不同的稳定性和分岔. 这里选取具有代表性的平衡点$E_2$, 且在满足条件 $R_0=\frac{\beta A}{\mu^2}>1$ 下, 分析系统(4.2.1)在其平衡点$E_2$ 附近的随机稳定性与随机分岔. 令

$$y_1=S-\frac{\mu}{\beta},\quad y_2=I-\frac{\beta A-\mu^2}{\mu\beta},\quad Y=[y_1,y_2]^T,$$

将上式代入(4.2.1), 得:

$$\dot{Y}=BY+f(Y,\xi(t),\eta(t)). \tag{4.2.2}$$

式中:

$$B=\begin{bmatrix}-\frac{\beta A}{\mu} & -\mu\\ \frac{\beta A-\mu^2}{\mu} & 0\end{bmatrix}, \tag{4.2.3}$$

$$\begin{aligned}f(Y,\xi(t),\eta(t))=\{&-\beta y_1y_2+\alpha_1(y_1+\tfrac{\mu}{\beta}\xi(t))+\beta_1\eta(t),\\&\beta y_1y_2+\alpha_2(y_2+\tfrac{\beta A-\mu^2}{\mu\beta}\xi(t))+\beta_2\eta(t)\}^T.\end{aligned} \tag{4.2.4}$$

讨论系统(4.2.2)在平衡点(0,0)处的稳定性, 等价于讨论系统(4.2.1)在平衡点$E_2$ 的稳定性. 令

$$Y=PX,\qquad X=\begin{bmatrix}x_1\\x_2\end{bmatrix},\qquad P=\begin{bmatrix}1 & 1\\ 1-\frac{\beta A}{\mu^2} & -1\end{bmatrix}.$$

这样系统(4.2.2)变成:

$$\dot{X}=P^{-1}BPX+P^{-1}f(PX,\xi(t),\eta(t)). \tag{4.2.5}$$

把系统(4.2.5)写成如下形式:

$$\begin{cases}\dot{x_1} &= a_1x_1+(k_{10}+k_{11}x_1+k_{12}x_2)\xi(t)+\gamma_1\eta(t),\\ \dot{x_2} &= a_2x_2+a_{21}x_1^2+a_{22}x_1x_2+a_{23}x_2^2\\ &\quad +(k_{20}+k_{21}x_1+k_{22}x_2)\xi(t)+\gamma_2\eta(t).\end{cases} \tag{4.2.6}$$

系统(4.2.6)中各系数如下:

$$a_1 = -\mu, \quad a_2 = \frac{\mu^2 - \beta A}{\mu}, \quad D = \beta A - 2\mu^2, \quad \gamma_1 = -\frac{\mu^2}{D}(\beta_1 + \beta_2),$$

$$\gamma_2 = \frac{1}{D}\left(\beta_1(\beta A - \mu^2) + \beta_2\mu^2\right), \quad a_{21} = \frac{\beta}{D}\left(2\mu^2 - 3\beta A + \frac{A^2\beta^2}{\mu^2}\right),$$

$$a_{22} = \frac{\beta}{D}\left(\frac{A^2\beta^2}{\mu^2} - 2A\beta\right), \quad a_{23} = \frac{\beta}{D}(\beta A - 2\mu^2),$$

$$k_{10} = -\frac{\mu^2}{D}\left(\alpha_1\frac{\mu}{\beta} + \alpha_2\frac{\beta A - \mu^2}{\mu\beta}\right), \quad k_{11} = -\frac{\mu^2}{D}\left(\alpha_1 + \alpha_2\frac{\mu^2 - \beta A}{\mu^2}\right),$$

$$k_{12} = -\frac{\mu^2}{D}(\alpha_1 - \alpha_2), \quad k_{20} = \frac{\mu}{D\beta}(\beta A - \mu^2)(\alpha_1 + \alpha_2),$$

$$k_{21} = \frac{1}{D}(\beta A - \mu^2)(\alpha_1 - \alpha_2), \quad k_{22} = \frac{1}{D}\left(\alpha_1\beta A - \mu^2(\alpha_1 + \alpha_2)\right).$$

根据 Khasminskii 极限定理 [147]可知, 在系统所受到的随机激励白噪声过程的强度较小时(即 $\alpha_1$, $\alpha_2$, $\beta_1$, $\beta_2$ 充分小), 响应过程 $\{a(t), \theta(t)\}$ 弱收敛于一个二维的 Markov 扩散过程 [144, 147]. 应用随机平均法 [145]可得到该扩散过程(Itô随机微分方程):

$$\begin{cases} da = m_a dt + \sigma_{11} dW_a + \sigma_{12} dW_\theta, \\ d\theta = m_\theta dt + \sigma_{21} dW_a + \sigma_{22} dW_\theta. \end{cases} \tag{4.2.7}$$

系统(4.2.7)中, $W_a(t), W_\theta(t)$ 为相互独立的 Wiener 过程. 将系统(4.2.7)写为:

$$\begin{cases} da = [(\mu_1 + \frac{\mu_2}{8})a + \frac{\mu_3}{a}]dt + (\mu_3 + \frac{\mu_4}{8}a^2)^{\frac{1}{2}} dW_a + (a\mu_5)^{\frac{1}{2}} dW_\theta, \\ d\theta = (a\mu_5)^{\frac{1}{2}} dW_a + (\frac{\mu_3}{a^2} + \frac{\mu_6}{8})^{\frac{1}{2}} dW_\theta. \end{cases} \tag{4.2.8}$$

式(4.2.8)中:

$$\begin{aligned}
\mu_1 &= \frac{1}{2}(a_1+a_2),\\
\mu_2 &= 5k_{11}^2+5k_{22}^2+3k_{12}^2+3k_{21}^2+6k_{12}k_{21}-2k_{11}k_{22},\\
\mu_3 &= \frac{1}{2}(k_{10}^2+k_{20}^2+\gamma_1^2+\gamma_2^2),\\
\mu_4 &= 3k_{11}^2+3k_{22}^2+k_{12}^2+k_{21}^2+2k_{12}k_{21}+2k_{11}k_{22},\\
\mu_5 &= \frac{1}{4}(k_{11}+k_{22})(k_{21}-k_{12}),\\
\mu_6 &= k_{11}^2+k_{22}^2+3k_{12}^2+3k_{21}^2-2k_{12}k_{21}-2k_{11}k_{22}.
\end{aligned}$$

当 $\sigma_{12}^2=\sigma_{21}^2=0$ 时, 即 $k_{11}+k_{22}=0$ 或 $k_{21}-k_{12}=0$ 时, 平均振幅 $a(t)$ 为一个一维 Markov 扩散过程:

$$da=\Big[(\mu_1+\frac{\mu_2}{8})a+\frac{\mu_3}{a}\Big]dt+(\mu_3+\frac{\mu_4}{8}a^2)^{\frac{1}{2}}dW_a. \tag{4.2.9}$$

### §4.2.2 随机稳定性

1. 局部随机稳定性

判定模型的局部随机稳定性, 最常用的方法是计算该系统的最大 Lyapunov 指数. 定义如下的 Lyapunov 指数:

$$\lambda=\lim_{t\to+\infty}\frac{1}{t}\ln\|X(t,x_0)\|.$$

考虑线性 Itô 随机微分方程的稳定性. 令 $\mu_3=0$, 将方程(4.2.9)线性化, 得到:

$$da=(\mu_1+\frac{\mu_2}{8})adt+(\frac{\mu_4}{8}a^2)^{\frac{1}{2}}dW_a. \tag{4.2.10}$$

利用线性 Itô 随机微分方程的解, 得到方程(4.2.10)的解:

$$a(t)=a(0)\exp\Big(\int_0^t(\mu_1+\frac{\mu_2}{8}-\frac{\mu_4}{16})ds+\int_0^t(\frac{\mu_4}{8})^{\frac{1}{2}}dW_a(s)\Big).$$

利用拟不可积 Hamilton 系统的理论, 定义一个新的范数: $\|a(t)\|=a^{\frac{1}{2}}(t,W_a)$,

于是线性 It$\hat{o}$ 随机微分方程的 Lyapunov 指数近似为:

$$\lambda=\lim_{t\to+\infty}\frac{1}{t}\ln a^{\frac{1}{2}}(t)=\lim_{t\to+\infty}\frac{1}{2t}\ln a(t)=\frac{1}{2}\left(\mu_1+\frac{\mu_2}{8}-\frac{\mu_4}{16}\right).$$

当 $\mu_1+\frac{\mu_2}{8}-\frac{\mu_4}{16}<0$ 时, $\lambda<0$, 该线性 It$\hat{o}$ 随机微分方程的平凡解 $a=0$ 以概率1渐近稳定. 由于线性 It$\hat{o}$ 随机微分方程具有鲁棒性, 因此原非线性 It$\hat{o}$ 随机微分方程(4.2.9) 的平凡解也以概率1稳定, 即随机系统(4.2.1)的平衡点 $E_2$ 在随机激励影响下, 以概率1稳定; 当 $\mu_1+\frac{\mu_2}{8}-\frac{\mu_4}{16}>0$ 时, $\lambda>0$, 该线性 It$\hat{o}$ 随机微分方程的平凡解 $a=0$ 不稳定, 即随机系统(2.1)的平衡点 $E_2$ 在随机激励影响下不稳定; 当 $\mu_1+\frac{\mu_2}{8}-\frac{\mu_4}{16}=0$ 时, $\lambda=0$, 该系统将出现分岔.

2. 全局随机稳定性

扩散过程在边界上的性态在很大程度上决定整个扩散过程的性质. 如一维扩散过程的概率渐近稳定与平稳概率密度的存在性完全由该过程在边界上的性态决定. 迄今, 只对一维扩散过程的边界有较清楚的了解. Lin 和 Cai 对一维扩散过程的边界分类做了很好的总结[144, 146]. 下面将通过奇异边界理论, 得到模型全局随机稳定的条件.

(1) $\mu_3=0$时全局随机稳定性

当$\mu_3=0$时, 系统(4.2.9)变为:

$$da=\left(\mu_1+\frac{\mu_2}{8}\right)adt+\left(\frac{\mu_4}{8}a^2\right)^{\frac{1}{2}}dW_a. \tag{4.2.11}$$

因此, 当 $a=0$ 时, 有 $(\frac{\mu_4}{8}a^2)^{\frac{1}{2}}=0$ , 故 $a=0$ 为系统(4.2.11)的第一类奇异边界; 当 $a=+\infty$ , 有 $(\mu_1+\frac{\mu_2}{8})a=+\infty$, 故 $a=+\infty$ 为系统(4.2.11)的第二类奇异边界. 根据奇异边界理论, 计算边界 $a=0$ 处的扩散指数 $\alpha_a=2$, 漂移指数 $\beta_a=1$ 和特征指数:

$$c_a=\lim_{a\to0^+}\frac{2(\mu_1+\frac{\mu_2}{8})a\cdot(a-0)^{\alpha_a-\beta_a}}{\left((\frac{\mu_4}{8}a^2)^{\frac{1}{2}}\right)^2}=\frac{2(8\mu_1+\mu_2)}{\mu_4}.$$

当 $c_a>1$, 即 $\frac{8\mu_1+\mu_2}{\mu_4}>\frac{1}{2}$, 边界 $a=0$ 是排斥自然. 当 $c_a<1$, 即 $\frac{8\mu_1+\mu_2}{\mu_4}<\frac{1}{2}$, 边界 $a=0$ 是吸引自然. 当 $c_a=1$, 即 $\frac{8\mu_1+\mu_2}{\mu_4}=\frac{1}{2}$, 边界 $a=0$ 是

严格自然. 计算边界 $a=+\infty$ 处的扩散指数 $\alpha_a=2$, 漂移指数 $\beta_a=1$和特征指数:

$$c_a=-\lim_{a\to+\infty}\frac{2(\mu_1+\frac{\mu_2}{8})a\cdot(a)^{\alpha_a-\beta_a}}{\left((\frac{\mu_4}{8}a^2)^{\frac{1}{2}}\right)^2}=-\frac{2(8\mu_1+\mu_2)}{\mu_4}.$$

当 $c_a>-1$, 即 $\frac{8\mu_1+\mu_2}{\mu_4}<\frac{1}{2}$, 边界 $a=+\infty$ 是排斥自然. 当 $c_a<-1$, 即 $\frac{8\mu_1+\mu_2}{\mu_4}>\frac{1}{2}$, 边界 $a=+\infty$ 是吸引自然. 当 $c_a=-1$, 即 $\frac{8\mu_1+\mu_2}{\mu_4}=\frac{1}{2}$, 边界 $a=+\infty$ 是严格自然.

根据以上结果, 得到如下结论:

1) 如果 $\frac{8\mu_1+\mu_2}{\mu_4}<\frac{1}{2}$, 边界 $a=0$ 是吸引自然, 边界 $a=+\infty$ 是排斥自然, 因此平衡点 $E_2$ 是以概率渐近稳定的.

2) 如果 $\frac{8\mu_1+\mu_2}{\mu_4}>\frac{1}{2}$, 边界 $a=0$ 是排斥自然, 边界 $a=+\infty$ 是吸引自然, 因此平衡点 $E_2$ 是不稳定的.

3) 如果 $\frac{8\mu_1+\mu_2}{\mu_4}=\frac{1}{2}$, 边界 $a=0$ 是严格自然, 边界 $a=+\infty$ 是严格自然, 这是临界情形, 可能会发生分岔.

(2) $\mu_3\neq 0$时,全局随机稳定性

当 $a=0$ 时, $(\mu_3+\frac{\mu_4}{8}a^2)^{\frac{1}{2}}\neq 0$, 故 $a=0$ 不是系统(4.2.9)的奇异边界, 通过计算可以得到 $a=0$ 是系统(4.2.9)的规则边界. 当 $a=+\infty$, 有 $(\mu_3+\mu_1+\frac{\mu_2}{8})a=+\infty$, 故 $a=+\infty$ 为系统(4.2.9)的第二类奇异边界. 计算边界 $a=+\infty$ 处的扩散指数 $\alpha_a=2$, 漂移指数 $\beta_a=1$ 和特征指数:

$$c_a=-\lim_{a\to+\infty}\frac{[2(\mu_1+\frac{\mu_2}{8})a+\frac{\mu_3}{a}]\cdot a^{\alpha_a-\beta_a}}{\left((\mu_3+\frac{\mu_4}{8}a^2)^{\frac{1}{2}}\right)^2}=-\frac{2(8\mu_1+\mu_2)}{\mu_4}.$$

当$c_a>-1$, 即 $\frac{8\mu_1+\mu_2}{\mu_4}<\frac{1}{2}$, 边界 $a=+\infty$ 是排斥自然. 当$c_a<-1$, 即 $\frac{8\mu_1+\mu_2}{\mu_4}>\frac{1}{2}$, 边界 $a=+\infty$ 是吸引自然. 当$c_a=-1$, 即 $\frac{8\mu_1+\mu_2}{\mu_4}=\frac{1}{2}$, 边界 $a=+\infty$ 是严格自然. 由于边界 $a=0$ 是规则边界, 因此系统的平衡点 $E_2$ 是不稳定的.

(3) 小结

根据以上两种情况的讨论, 可以发现: 当 $\frac{8\mu_1+\mu_2}{\mu_4}>\frac{1}{2}$ 时, 边界 $a=+\infty$ 是

吸引自然, 平衡点 $E_2$ 是不稳定的; 当 $\frac{8\mu_1+\mu_2}{\mu_4}<\frac{1}{2}$ 时, 边界 $a=+\infty$ 是排斥自然. 如果 $\mu_3=0$, 边界 $a=0$ 是吸引自然, 平衡点 $E_2$ 以概率渐近稳定; 如果 $\mu_3\neq 0$, 边界 $a=0$ 是规则边界, 平衡点 $E_2$ 不稳定, 可能出现 Hopf 分岔.

### §4.2.3　随机分岔

考虑由随机微分方程通过它的解生成的动态系统. 随机分岔理论 [148]是研究随机动态系统的参数族的定性性态（平衡态, 平稳运动及其他长时间渐近运动）随参数的变化而发生的变化. 随机分岔分为两类: 动态分岔(D-分岔)和唯象分岔(P-分岔) [144]. 计算不变测度的极值是研究一个非线性动力系统的最流行有效的方法, 不变测度是随机分岔的一个重要特征值.

1. D-分岔

在系统(4.2.11)中 $\mu_4=0$ 时, 系统(4.2.11)为确定系统, 且不存在分岔. 因此, 讨论 $\mu_4\neq 0$ 的情况.

令 $m(a)=(\mu_1+\frac{\mu_2}{8}-\frac{\mu_4}{16})a, \sigma(a)=(\frac{\mu_4}{8}a^2)^{\frac{1}{2}}$. 由系统(4.2.11)生成的连续动态系统, 如下:

$$\varphi(t)x=x+\int_0^t m(\varphi(s)x)ds+\int_0^t \sigma(\varphi(s)x)\circ dW_a.$$

其中, $\circ dW_a$ 表示 Statonovich 意义下的微分, 它是以 $x$ 为初值的系统(4.2.11)的唯一强解. 这里$m(0)=0,\sigma(0)=0$, 因此 0 为 $\varphi$ 的一个固定点. 由于 $m(a)$ 有界, 且对任意的 $a\neq 0$, 满足椭圆型条件: $\sigma(a)\neq 0$, 这保证最多只有一个平稳概率密度. 求解与系统(4.2.11) 相应的FPK方程:

$$\frac{\partial p}{\partial t}=-\frac{\partial}{\partial a}\Big\{\big[(\mu_1+\frac{\mu_2}{8})a\big]p\Big\}+\frac{1}{2}\frac{\partial^2}{\partial a^2}\Big\{\big[\frac{\mu_4}{8}a^2\big]p\Big\}. \tag{4.2.12}$$

令 $\frac{\partial p}{\partial t}=0$, 得到方程(4.2.12)的解:

$$p(t)=c|\sigma^{-1}(a)|\exp\Big(\int_0^t \frac{2m(u)}{\sigma^2(u)}du\Big). \tag{4.2.13}$$

上述动态系统有两种可能的平衡状态: 不动点和非平凡平稳运动. 前者的不变测

度 $\delta_0$ 的密度为 $\delta_x$, 后者的不变测度 $\nu$ 的密度为式(4.2.13). 研究D-分岔, 需要计算这两个不变测度的 Lyapunov 指数.

根据线性 Itô 随机微分方程的解, 得到(4.2.11)的解为:

$$a(t)=a(0)\exp\Big(\int_0^t\Big(m'(a)+\frac{\sigma(a)\sigma''(a)}{2}\Big)ds+\int_0^t\sigma'(a)dW_a(s)\Big).\tag{4.2.14}$$

动态系统 $\varphi$ 关于测度 $\mu$ 的 Lyapunov 指数定义为:

$$\lambda_\varphi(\mu)=\lim_{t\to\infty}\frac{1}{t}\ln\|a(t)\|.\tag{4.2.15}$$

将式(4.2.14)代入式(4.2.15), 由于$\sigma(0)=0$, $\sigma''(a)=0$, 得Lyapunov 指数:

$$\begin{aligned}\lambda_\varphi(\delta_0)&=\lim_{t\to\infty}\tfrac{1}{t}[\ln a(0)+m'(0)\textstyle\int_0^t ds+\sigma'(0)\int_0^t dW_a(s)]\\&=m'(0)=\mu_1+\tfrac{\mu_2}{8}-\tfrac{\mu_4}{16}.\end{aligned}$$

对于不变测度 $\nu$, 计算 Lyapunov 指数:

$$\begin{aligned}\lambda_\varphi(\nu)&=\lim_{t\to\infty}\tfrac{1}{t}\textstyle\int_0^t(m'(a)+\sigma(a)\sigma''(a))ds\\&=-32\sqrt{2}\mu_4^{\frac{3}{2}}(\mu_1+\tfrac{\mu_2}{8}-\tfrac{\mu_4}{16})^2\exp[\tfrac{16}{\mu_4}(\mu_1+\tfrac{\mu_2}{8}-\tfrac{\mu_4}{16})].\end{aligned}$$

设 $\alpha=\mu_1+\frac{\mu_2}{8}-\frac{\mu_4}{16}$, 可知: 不动点不变测度在 $\alpha<0$ 时稳定, 而非平凡平稳状态不变测度在 $\alpha>0$ 时稳定, 所以 $\alpha=\alpha_D=0$ 是一个 D-分岔点.

2. P-分岔

根据振幅 $a(t)$ 的 Itô 随机微分方程, 我们得到 $a(t)$ 的 FPK 方程:

$$\frac{\partial p}{\partial t}=-\frac{\partial}{\partial a}\Big\{[(\mu_1+\frac{\mu_2}{8})a+\frac{\mu_3}{a}]p\Big\}+\frac{1}{2}\frac{\partial^2}{\partial a^2}\Big\{[\mu_3+\frac{\mu_4}{8}a^2]p\Big\}.\tag{4.2.16}$$

初值为 $p(a,t|a_0,t_0)\to\delta(a-a_0), t\to t_0$, 其中 $p(a,t|a_0,t_0)$ 是扩散过程 $a(t)$ 的转移概率密度. 平稳概率密度 $p_{st}(a)$ 是 $a(t)$ 的不变测度, $p_{st}(a)$ 是下面退化系统的解:

$$-\frac{\partial}{\partial a}\Big\{[(\mu_1+\frac{\mu_2}{8})a+\frac{\mu_3}{a}]p\Big\}+\frac{1}{2}\frac{\partial^2}{\partial a^2}\Big\{[\mu_3+\frac{\mu_4}{8}a^2]p\Big\}=0.$$

经计算得到

$$p_{st}(a)=4\sqrt{\frac{2}{\pi}}2^{-3v}\mu_3^{2-v}\big(\frac{\mu_4}{\mu_3}\big)^{\frac{3}{2}}\Gamma(2-v)\big(\Gamma(\frac{1}{2}-v)\big)^{-1}a^2(\mu_4a^2+8\mu_3)^{v-2}.$$

其中 $v=(8\mu_1+\mu_2)\mu_4^{-1}$, $\Gamma(x)=\int_0^\infty t^{x-1}e^{-t}dt$.

根据 Namachivaya 的理论, 不变测度的极值包含了非线性随机系统最重要的本质. 当噪声强度趋于 0 时, $p_{st}(a)$ 的极值渐近表现出确定系统的行为. 如果扩散过程 $a(t)$ 是遍历的, 根据 Oseledec 遍历定理, $p_{st}(a)$ 可以看作是停留在 $a(t)$ 附近的时间尺度.

通过以上分析, 可知参数 $\mu_1<0$, $\mu_3>0$, $\mu_2>\mu_4>0$. 如果 $p_{st(a)}$ 在 $a^*$ 处有一个最大值, 样本轨迹将长时间停留在 $a^*$ 的附近, 即 $a^*$ 以概率稳定的(很大的概率). 如果 $p_{st}(a)$ 有一个最小值(零), 结果则相反.

下面计算系统(4.2.9)的振幅 $a^*$, 使得 $p_{st}(a)$ 在 $a^*$ 处取得最大值. 因此 $a^*$ 满足下列条件:

$$\left.\frac{dp_{st}(a)}{da}\right|_{a=a^*}=0,\qquad \left.\frac{d^2p_{st}(a)}{da^2}\right|_{a=a^*}<0.$$

由 $\frac{dp_{st}(a)}{da}=0$ 解得 $a=0$ 或 $a=\tilde{a}=\sqrt{\frac{-8\mu_3}{8\mu_1+\mu_2-\mu_4}}$ (当 $\frac{8\mu_1+\mu_2}{\mu_4}<\frac{1}{2}$). 由于

$$\begin{aligned}\left.\frac{d^2p_{st}(a)}{da^2}\right|_{a=0}&=2^{7+3(8\mu_1+\mu_2-\mu_4)\mu_4^{-1}}\mu_3^{2+(8\mu_1+\mu_2-\mu_4)\mu_4^{-1}}>0,\\ \left.\frac{d^2p_{st}(a)}{da^2}\right|_{a=\tilde{a}}&=\frac{\big(8\mu_3-\frac{8\mu_3\mu_4}{8\mu_1+\mu_2-\mu_4}\big)^{\frac{8\mu_1+\mu_2}{\mu_4}}}{-16\mu_3^2}<0.\end{aligned}$$

因此 $a^*=\tilde{a}$, 同时, 在 $a=0$ 时, $p_{st}(a)=0$(最小值). 这表明系统受到随机激励时, 平衡点($a=0$)是不稳定的. 该结论与奇异边界理论获得的结果是一致的. 原始的非线性随机系统在$a=\tilde{a}$时发生随机Hopf分岔. 因此, $x_1^2+x_2^2=\frac{-8\mu_3}{8\mu_1+\mu_2-\mu_4}$, 即 $a=\tilde{a}$. 不同参数下发生 Hopf 分岔的概率和位置见表4.1和图4.2.1.

根据原始系统的参数值计算Hopf分岔具有重大意义. 假设原始系统(4.2.1)的参数值取表4.2中如下: $A=1.7$, $\beta=0.5$, $\mu=0.3$, $\alpha_1$, $\alpha_2$, $\beta_1$, $\beta_2$. 原始系统在不同参数条件下发生 Hopf 分岔的概率密度见图4.2.2和图4.2.3.

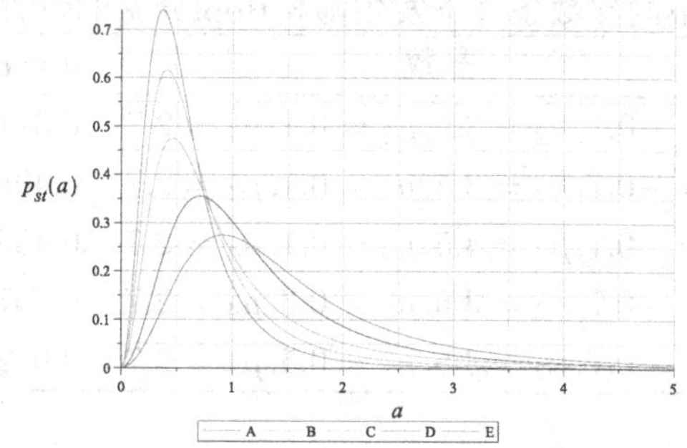


图 4.2.1: 参数取表4.1时的概率密度函数$p_{st}(a)$.

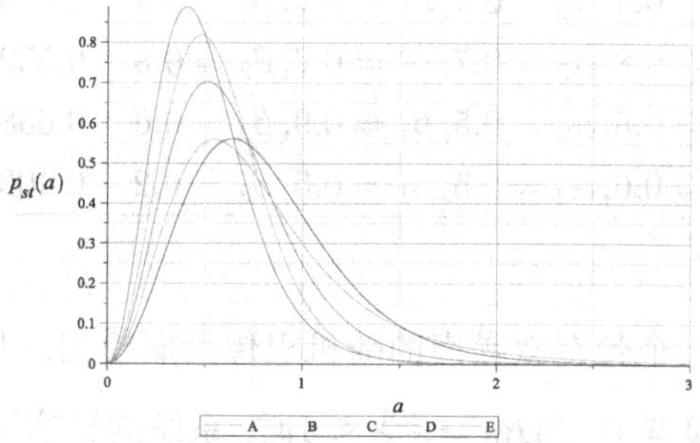


图 4.2.2: 参数取表4.2时的概率密度函数.

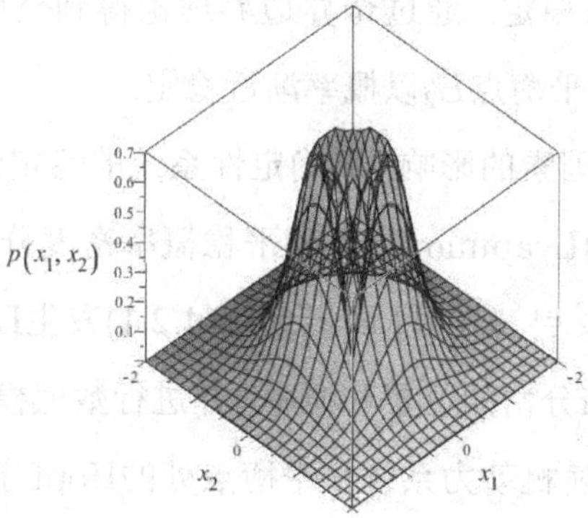


图 4.2.3: 参数$A = 1.7$,$\beta = 0.5$,$\mu = 0.3$,$\alpha_1 = 0.6$, $\alpha_2 = 0.5$,$\beta_1 = 0.7$,$\beta_2 = 0.3$时的概率密度函数 $p(x_1, x_2)$.

表4.1. 不同参数条件下发生随机Hopf分岔的位置和概率

| 条件 | 参数 | $a=\tilde{a}$ | $p_{st}=\tilde{a}$ |
|---|---|---|---|
| A | $\mu_1=-0.7, \mu_2=2.5, \mu_3=0.1, \mu_4=2.7$ | 0.3714 | 0.7414 |
| B | $\mu_1=-0.7, \mu_2=3.5, \mu_3=0.1, \mu_4=2.7$ | 0.4082 | 0.6164 |
| C | $\mu_1=-0.7, \mu_2=4.5, \mu_3=0.1, \mu_4=2.7$ | 0.4588 | 0.4751 |
| D | $\mu_1=-0.7, \mu_2=3.5, \mu_3=0.3, \mu_4=2.7$ | 0.7071 | 0.3559 |
| E | $\mu_1=-0.7, \mu_2=3.5, \mu_3=0.5, \mu_4=2.7$ | 0.9129 | 0.2757 |

表4.2. 不同参数条件下发生随机Hopf分岔的位置和概率

| 条件 | 参数 | $a=\tilde{a}$ | $p_{st}=\tilde{a}$ |
|---|---|---|---|
| A | $\alpha_1=0.6, \alpha_2=0.5, \beta_1=0.7, \beta_2=0.3$ | 0.5095 | 0.7035 |
| B | $\alpha_1=0.4, \alpha_2=0.3, \beta_1=0.7, \beta_2=0.3$ | 0.4765 | 0.8212 |
| C | $\alpha_1=0.8, \alpha_2=0.7, \beta_1=0.7, \beta_2=0.3$ | 0.5522 | 0.5726 |
| D | $\alpha_1=0.6, \alpha_2=0.5, \beta_1=0.9, \beta_2=0.6$ | 0.6389 | 0.5611 |
| E | $\alpha_1=0.6, \alpha_2=0.5, \beta_1=0.5, \beta_2=0.2$ | 0.4032 | 0.8890 |

本小节讨论了一个带有双噪声的随机SI传染病模型. 与系统(4.2.1)相对应的确定性SI传染病模型中, 当$R_0=\frac{\beta A}{\mu^2}\leq 1$时, 系统的无病平衡点$E_1$全局渐近稳定; 当$R_0=\frac{\beta A}{\mu^2}>1$时, 系统的正平衡点$E_2$全局渐近稳定. 当系统(4.2.1)受到随机激励时, 根据Lyapunov指数得到局部随机稳定的条件: 当$\mu_1+\frac{\mu_2}{8}-\frac{\mu_4}{16}<0$时, 正平衡点$E_2$以概率1稳定; 通过奇异边界理论得到全局随机稳定的条件: 当$\frac{8\mu_1+\mu_2}{\mu_4}<\frac{1}{2}$, $\mu_3=0$时, 平衡点$E_2$以概率渐近稳定.

可以看出, 由于随机因素的影响, 原确定性系统的稳定性条件发生了改变. 利用动态系统不变测度的Lyapunov指数和平稳概率密度分析了模型的随机分岔行为: 当$\alpha=\mu_1+\frac{\mu_2}{8}-\frac{\mu_4}{16}=0$时, 随机系统(4.2.1)发生D-分岔, 分析了不同参数条件下发生随机Hopf分岔的位置和概率, 并进行数值模拟. 由于随机因素是不可避免的, 因此研究随机动力系统在平衡点处的Hopf分岔比确定性系统在平衡点处的稳定性更有意义. 由于在系统的平衡点处发生随机Hopf分岔, 系统的轨线有很大概率停留在平衡点邻域内的某个极限环上, 因此疾病将会以较大概率呈现出周期性爆发的现象. 根据表1, $\mu_3$可以作为影响随机Hopf分岔的主要参数: 当$\mu_3$ 增大时, 发生随机Hopf分岔的位置变大, 而发生随机Hopf分岔的概率变小. 根据数值模拟的结果, 可以看出: 在加性随机激励不变时, 改变乘性随机激励的强度, 主要影响发生随机Hopf分岔发生的概率, 对发生随机Hopf位置影响较小, 而在乘性随机激励不变时, 改变加性随机激励的强度, 发生随机Hopf分岔的位置和概率都有很大影响.

## §4.3 带有随机扰动的SI模型

### §4.3.1 模型的建立

考虑一个复杂网络上带有出生和死亡的SI传染病模型, 出生为常数输入且出生和死亡不会影响节点的度. $S_k(t), I_k(t)$ 分别是$t$ 时刻度为$k$的易感者和染病者的数量. 因此, 我们得到平均场方程为:

$$\begin{cases} \frac{dS_k}{dt} = b_k - \lambda k S_k \theta - dS_k, \\ \frac{dI_k}{dt} = \lambda k S_k \theta - (d+\epsilon) I_k. \end{cases} \tag{4.3.1}$$

其中$\theta = \frac{1}{\langle k \rangle} \sum\limits_{k=1}^{n} \lambda k P(k)$. 因而我们可以将系统(4.3.1)改写成下面的形式:

$$\begin{cases} dS_k(t) = \Big(b_k - \frac{1}{\langle k \rangle} \sum\limits_{j=1}^{n} \lambda k j P(j) S_k(t) I_j(t) - dS_k(t)\Big)dt, \\ dI_k(t) = \Big(\frac{1}{\langle k \rangle} \sum\limits_{j=1}^{n} \lambda k j P(j) S_k(t) I_j(t) - (d+\epsilon) I_k(t)\Big)dt. \end{cases} \tag{4.3.2}$$

我们记$\beta_{kj} = \frac{1}{\langle k \rangle} \lambda k j P(j)$, 我们得到:

$$\begin{cases} dS_k(t) = \Big(b_k - \sum\limits_{j=1}^{n} \beta_{kj} S_k(t) I_j(t) - dS_k(t)\Big)dt, \\ dI_k(t) = \Big(\sum\limits_{j=1}^{n} \beta_{kj} S_k(t) I_j(t) - (d+\epsilon) I_k(t)\Big)dt. \end{cases} \tag{4.3.3}$$

系统(4.3.3)总是有一个无病平衡点$E_0 = (S_1^0, 0, \ldots, S_n^0, 0)$, 其中$S_k^0 = \frac{b_k}{d}, k = 1, 2, \ldots, n$. 如果$A = (\beta_{kj})_{n\times n}$不可约且$R_0 \le 1$, 则$E_0$是(4.3.3)的平衡点且在可

行域$D$上是全局渐近稳定的; 如果$R_0>1$, 则$E_0$ 是不稳定的, 在可行域$D$内有一个地方病平衡点$E^*=(S_1^*,I_1^*,\ldots,S_n^*,I_n^*)$ 并且是全局渐近稳定的. 其中

$$D=\Big\{(S_1,I_1,\ldots,S_n,I_n)\in\mathbb{R}_+^{2n}:S_k,I_k\le\frac{b_k}{d},S_k+I_k\le\frac{b_k}{d},k=1,2,\ldots,n\Big\},$$

$$R_0=\rho(M_0),\qquad M_0=M(S_1^0,\ldots,S_n^0)=\Big(\frac{\beta_{kj}S_k^0}{d+\epsilon}\Big)_{n\times n},$$

这里$\rho(M_0)$是$M_0$的谱半径.

确定性模型在描述传染病传播过程中有一定的局限性, 不能反映疾病传播过程中的随机因素的影响. 在生态系统中, 环境噪声是不可避免的, 因而随机传染病模型更加贴近现实. 我们建立下面的随机传染病模型:

$$\begin{cases} dS_k(t)=\Big(b_k-\sum\limits_{j=1}^{n}\beta_{kj}S_k(t)I_j(t)-dS_k(t)\Big)dt+\sigma_{k1}S_k(t)dB_{k1}(t),\\ dI_k(t)=\Big(\sum\limits_{j=1}^{n}\beta_{kj}S_k(t)I_j(t)-(d+\epsilon)I_k(t)\Big)dt+\sigma_{k2}I_k(t)dB_{k2}(t). \end{cases}\tag{4.3.4}$$

$B_{ki}(t),k=1,2,\ldots,n;i=1,2$ 是独立标准的布朗运动且$B_{ki}(0)=0$, $\sigma_{ki}^2\ge 0,k=1,2,\ldots,n;i=1,2$ , 其中$\sigma_{ki}^2$是布朗运动$B_{ki}(t)$的强度.

### §4.3.2 全局正解的存在唯一性

要研究系统的动力学行为, 首先考虑的就是是否存在全局解. 在这一部分, 我们将证明系统(4.3.4)的解是全局的并且是非负的. 我们知道, 一个随机微分方程, 对于任意给定的初值有唯一的全局解的充分条件是方程的系数满足线性增长条件和局部Lipschitz条件. 尽管系统(4.3.4)的系数是局部Lipschitz连续的, 但是不满足线性增长的条件, 因而系统(4.3.4)的解在有限时间可能会爆发. 我们用Lyapunov分析方法 [56]证明系统(4.3.4)的解是全局正解.

**定理 4.3.1** 对于任意给定的初值$(S_1(0),I_1(0),\cdots,S_n(0),I_n(0))\in\mathbb{R}_+^{2n}$, 当$t\ge 0$时, 系统(4.3.4) 有唯一的正解$(S_1(t),I_1(t),\cdots,S_n(t),I_n(t))$且以概率1停留在$\mathbb{R}_+^{2n}$, 也就是$(S_1(t),I_1(t),\cdots,S_n(t),I_n(t))\in\mathbb{R}_+^{2n}$ , $\forall\ t\ge 0$ .

**证明：** 由于系统(4.3.4)的系数是局部Lipschitz连续的，因此对于任意给定的初值$(S_1(0), I_1(0), \cdots, S_n(0), I_n(0)) \in \mathbb{R}_+^{2n}$，在$t \in [0, \tau_e)$时刻，系统(4.3.4)有唯一的局部解$(S_1(t), I_1(t), \ldots, S_n(t), I_n(t))$，其中$\tau_e$是爆发时刻 [55]. 为了证明这个解是全局的，我们需要证明$\tau_e = \infty$. 令$l_0 > 0$且$l_0$足够大，使得$S_k(0), I_k(0)$总是在区间$[1/l_0, l_0]$ 内. 对任意的整数$l \geq l_0$，定义一个停时$\tau_l = \inf\{t \in [0, \tau_e) : \min\{S_k(t), I_k(t), k = 1, \cdots, n\} \leq 1/l$ 或$\max\{S_k(t), I_k(t), k = 1, \cdots, n\} \geq l\}$，我们规定$\inf \emptyset = \infty$(像通常一样$\emptyset$ 是空集). 显然，当$l \to \infty$ 时$\tau_l$ 逐渐增大. 令$\tau_\infty = \lim_{l\to\infty} \tau_l$ ，因此$\tau_\infty \leq \tau_e$ . 当$t \geq 0$ ，如果有$\tau_\infty = \infty$ ，则$\tau_e = \infty$且$(S_1(t), I_1(t), \ldots, S_n(t), I_n(t)) \in \mathbb{R}_+^{2n}$. 换句话说，为了证明系统(4.3.4)的解是全局正解，我们需要证明$\tau_\infty = \infty$ . 如果这个结论是错误的，则存在常数$T > 0$和$\varepsilon \in (0, 1)$使得$P\{\tau_\infty \leq T\} > \varepsilon$. 因而存在整数$l_1 \geq l_0$，使得

$$P\{\tau_l \leq T\} \geq \varepsilon, \forall \ \ l \geq l_1. \tag{4.3.5}$$

定义一个二阶连续函数$V : \mathbb{R}_+^{2n} \to \mathbb{R}_+$ ，如下

$$V(S_1, I_1, \ldots, S_n, I_n) = \sum_{k=1}^{n} [(S_k - 1 - \ln S_k) + (I_k - 1 - \ln I_k)].$$

根据Itô公式，我们得到

$$\begin{aligned}
& dV((S_1, I_1, \ldots, S_n, I_n) \\
\leq \ & \sum_{k=1}^{n}(b_k + 2d + \epsilon + \sum_{j=1}^{n} \beta_{kj} I_j + \frac{1}{2}(\sigma_{k1}^2 + \sigma_{k2}^2))dt \\
& + \sum_{k=1}^{n}[\sigma_{k1}(S_k - 1)dB_{k1}(t) + \sigma_{k2}(I_k - 1)dB_{k2}(t)] \\
=: \ & Kdt + [\sigma_{k1}(S_k - 1)dB_{k1}(t) + \sigma_{k2} I_k dB_{k2}(t)].
\end{aligned} \tag{4.3.6}$$

我们对(4.3.6)两边从0 到$\tau_l \wedge T$ 积分，然后求期望，得到：

$$\begin{aligned}
& E\Big[V\big(S_1(\tau_l \wedge T), I_1(\tau_l \wedge T), \ldots, S_n(\tau_l \wedge T), I_n(\tau_l \wedge T)\big)\Big] \\
& \leq V\big(S_1(0), I_1(0), \ldots, S_n(0), I_n(0)\big) + E\Big[\int_0^{\tau_l \wedge T} Kdt\Big] \\
& \leq V\big(S_1(0), I_1(0), \ldots, S_n(0), I_n(0)\big) + KT.
\end{aligned} \tag{4.3.7}$$

令$\Omega_l=\{\tau_l\le T\}$, $l\ge l_1$ 且由(4.3.5), $P(\Omega_l)\ge\varepsilon$. 对于每一个$\omega\in\Omega_l$, $S_k(\tau_l,\omega)$和$I_k(\tau_l,\omega), k=1,2,\ldots,n$中至少有一个等于$l$ 或者等于$\frac{1}{l}$, 因而

$$V(S_1(\tau_l,\omega),I_1(\tau_l,\omega),\ldots,S_n(\tau_l,\omega),I_n(\tau_l,\omega))$$

不小于$l-1-\ln l$ 或者$\frac{1}{l}-1-\ln\frac{1}{l}=\frac{1}{l}-1+\ln l$, 因此,

$$\begin{aligned}&V(S_1(\tau_l,\omega),I_1(\tau_l,\omega),\ldots,S_n(\tau_l,\omega),I_n(\tau_l,\omega))\\&\ge(l-1-\ln l)\wedge(\frac{1}{l}-1+\ln l).\end{aligned}$$

由(4.3.5) 和(4.3.7) 我们得到:

$$\begin{aligned}&V(S_1(0),I_1(0),\ldots,S_n(0),I_n(0))+KT\\&\ge E[1_{\Omega_{l(\omega)}}V(S_1(\tau_l,\omega),I_1(\tau_l,\omega),\ldots,S_n(\tau_l,\omega),I_n(\tau_l,\omega))]\\&\ge\varepsilon\Big[(l-1-\ln l)\wedge(\frac{1}{l}-1+\ln l)\Big],\end{aligned}$$

其中$1_{\Omega_{l(\omega)}}$ 是$\Omega_l$的示性函数. 让$l\to\infty$, 我们得到

$$\infty>V(S_1(0),I_1(0),\ldots,S_n(0),I_n(0))+KT\ge\infty,$$

矛盾. 从而有$\tau_\infty=\infty$. 因而$S_k(t),I_k(t),k=1,2,\ldots,n$ 以概率1在有限的时间内不会爆发.

### §4.3.3 无病平衡点附近的渐近行为

显然$E_0=(\frac{b_1}{d},0,\ldots,\frac{b_n}{d},0)$ 是系统(4.3.3)的无病平衡点, 且当$R_0\le 1$时, $E_0$是全局渐近稳定的, 这意味着疾病将会在有限的时间内消失. 在这一部分我们将研究系统(4.3.4)的解在$E_0$附近的渐近行为.

**引理 4.3.2** [61] 如果矩阵$A$ 是非负不可约的, 则矩阵$A$的谱半径$\rho(A)$是一个简单特征值, 且$A$有一个与$\rho(A)$相对应的正的特征向量$\omega=(\omega_1,\omega_2,\ldots,\omega_n)$. 此外, 如果$0\le A\le B$, 则$\rho(A)\le\rho(B)$.

**定理 4.3.3** 假定矩阵$A=(\beta_{kj})_{n\times n}$是非负的. 如果$R_0\le 1$且满足下面的条件:

$$\sigma_{k1}^2\le\frac{4}{3}d,\qquad \sigma_{k2}^2\le 2(d+\epsilon),$$

则对于任意给定的初值$(S_1(0),I_1(0),\ldots,S_n(0),I_n(0))\in\mathbb{R}_+^{2n}$, 系统(4.3.4)的解有下面的性质:

$$\limsup_{t\to\infty}\frac{1}{t}E\int_0^t\Big[\Big(S_k(r)-\frac{b_k}{d}\Big)^2+I_k^2(r)\Big]dr\le\frac{3}{2}\sum_{k=1}^n\frac{a_k\sigma_{k1}^2b_k^2}{d^2K_1},$$

其中

$$K_1=\min\Big\{\frac{\omega_k\beta_{kk}}{(2d+\epsilon)(d+\epsilon)}(d-\frac{3}{4}\sigma_{k1}^2),d+\epsilon-\frac{1}{2}\sigma_{k2}^2\Big\}.$$

**证明:** 首先定义变量$s_k=S_k-\frac{b_k}{d},i_k=I_k$, 从而$-\frac{b_k}{d}\le s_k\le 0,i_k\ge 0$且系统(4.3.4) 可以写成

$$\begin{cases} ds_k=\Big(-\sum\limits_{j=1}^n\beta_{kj}(s_k+\frac{b_k}{d})i_j-ds_k\Big)dt+\sigma_{k1}(s_k+\frac{b_k}{d})dB_{k1}(t),\\ di_k=\Big(\sum\limits_{j=1}^n\beta_{kj}(s_k+\frac{b_k}{d})i_j-(d+\epsilon)i_k\Big)dt+\sigma_{k2}i_kdB_{k2}(t).\end{cases}\tag{4.3.8}$$

令$S^0=(S_1^0,S_2^0,\ldots,S_n^0)$, 其中$S_k^0=\frac{b_k}{d},k=1,2,\ldots,n$. 定义矩阵

$$M(s)=\begin{bmatrix}\frac{\beta_{11}S_1^0}{d+\epsilon} & \frac{\beta_{12}(S_1^0+s_1)}{d+\epsilon} & \cdots & \frac{\beta_{1n}(S_1^0+s_1)}{d+\epsilon}\\ \frac{\beta_{21}(S_2^0+s_2)}{d+\epsilon} & \frac{\beta_{22}S_2^0}{d+\epsilon} & \cdots & \frac{\beta_{2n}(S_2^0+s_2)}{d+\epsilon}\\ \vdots & \vdots & \ddots & \vdots\\ \frac{\beta_{n1}(S_n^0+s_n)}{d+\epsilon} & \frac{\beta_{n2}(S_n^0+s_n)}{d+\epsilon} & \cdots & \frac{\beta_{nn}S_n^0}{d+\epsilon}\end{bmatrix},$$

则矩阵$M(s)$是非负不可约的. 根据引理4.3.2, 矩阵$M(s)$有一个正的特征向量$\omega=(\omega_1,\omega_2,\ldots,\omega_n)$ 与谱半径$\rho(M(s))$相对应, 使得

$$(\omega_1,\omega_2,\ldots,\omega_n)M(s)=(\omega_1,\omega_2,\ldots,\omega_n)\rho(M(s)).\tag{4.3.9}$$

定义一个二阶连续函数$V:\mathbb{R}_+^{2n}\to\bar{\mathbb{R}}_+$

$$V(s_1,i_1,\ldots,s_n,i_n)=\frac{1}{2}\sum_{k=1}^n a_k(s_k+i_k)^2+\sum_{k=1}^n\frac{\omega_k}{d+\epsilon}i_k,$$

其中$a_k, k=1,2,\ldots,n$ 是正常数. 因而函数$V$是正定的, 且

$$\begin{aligned} dV = &\quad LVdt + \sum_{k=1}^{n} a_k(s_k+i_k)\Big(\sigma_{k1}\Big(s_k+\frac{b_k}{d}\Big)dB_{k1}(t) + \sigma_{k2}i_k dB_{k2}(t)\Big) \\ & + \sum_{k=1}^{n} \frac{\omega_k}{d+\epsilon}\sigma_{k2} i_k dB_{k2}(t), \end{aligned}$$

其中

$$\begin{aligned} LV &= -\sum_{k=1}^{n}\Big[a_k(2d+\epsilon) - \frac{\omega_k}{d+\epsilon}\beta_{kk}\Big]s_k i_k + \sum_{k=1}^{n}\sum_{j=1}^{n}\frac{\omega_k}{d+\epsilon}\beta_{kj}\frac{b_k}{d}i_k \\ & \quad -\sum_{k=1}^{n}\omega_k i_k + \frac{1}{2}\sum_{k=1}^{n} a_k\sigma_{k1}^2\Big(2s_k\frac{b_k}{d} + \frac{b_k^2}{d^2}\Big). \end{aligned}$$

我们选取$a_k = \frac{\omega_k\beta_{kk}}{(2d+\epsilon)(d+\epsilon)}, k=1,2,\ldots,n$, 则$a_k(2d+\epsilon) - \frac{\omega_k}{d+\epsilon}\beta_{kk} = 0$. 这样,

$$\begin{aligned} LV &\leq -\sum_{k=1}^{n} a_k\big[(d-\frac{3}{4}\sigma_{k1}^2)s_k^2 + (d+\epsilon-\frac{1}{2}\sigma_{k2}^2)i_k^2\big] + \omega(M(s)-1)i \\ & \quad +\frac{3}{2}\sum_{k=1}^{n} a_k\sigma_{k1}^2\frac{b_k^2}{d^2} \\ &= -\sum_{k=1}^{n} a_k\big[(d-\frac{3}{4}\sigma_{k1}^2)s_k^2 + (d+\epsilon-\frac{1}{2}\sigma_{k2}^2)i_k^2\big] + \omega(\rho(M(s))-1)i \\ & \quad +\frac{3}{2}\sum_{k=1}^{n} a_k\sigma_{k1}^2\frac{b_k^2}{d^2}, \end{aligned} \tag{4.3.10}$$

最后的等式由(4.3.9)得到. 由于$-\frac{b_k}{d} \leq s_k \leq 0$, 从而$0 \leq M(s) \leq M(S^0) = M_0$, 且由引理4.3.2得到$\rho(M(s)) \leq \rho(M_0)$. 又$\rho(M(s)) \leq 1$, 因此

$$\begin{aligned} dV &\leq \Big[-\sum_{k=1}^{n} a_k\big[(d-\frac{3}{4}\sigma_{k1}^2)s_k^2 + (d+\epsilon-\frac{1}{2}\sigma_{k2}^2)i_k^2\big] + \frac{3}{2}\sum_{k=1}^{n} a_k\sigma_{k1}^2\frac{b_k^2}{d^2}\Big]dt \\ & \quad + \sum_{k=1}^{n} a_k(s_k+i_k)\sigma_{k1}\Big(s_k+\frac{b_k}{d}\Big)dB_{k1}(t) \\ & \quad + \sum_{k=1}^{n}\Big(a_k(s_k+i_k)\sigma_{k2} + \frac{\omega_k}{d+\epsilon}\sigma_{k2}\Big)i_k dB_{k2}(t). \end{aligned} \tag{4.3.11}$$

对等式(4.3.11)两边从0 到$t$积分, 然后取期望, 可以推出

$$E\int_0^t \Big[\sum_{k=1}^n a_k\big[(d-\frac{3}{4}\sigma_{k1}^2)s_k^2(r)+(d+\epsilon-\frac{1}{2}\sigma_{k2}^2)i_k^2(r)\big]\Big]dr$$
$$\leq E[V(s_1(0),i_1(0),\ldots,s_n(0),i_n(0))]+\frac{3}{2}\sum_{k=1}^n a_k\sigma_{k1}^2\frac{b_k^2}{d^2}t.$$

因而

$$\limsup_{t\to\infty}\frac{1}{t}E\int_0^t \Big[\sum_{k=1}^n a_k\big[(d-\frac{3}{4}\sigma_{k1}^2)s_k^2(r)+(d+\epsilon-\frac{1}{2}\sigma_{k2}^2)i_k^2(r)\big]\Big]dr$$
$$\leq \frac{3}{2}\sum_{k=1}^n a_k\sigma_{k1}^2\frac{b_k^2}{d^2}.$$

令$K_1=\min\{a_k(d-\frac{3}{4}\sigma_{k1}^2),d+\epsilon-\frac{1}{2}\sigma_{k2}^2\}$, 则

$$\limsup_{t\to\infty}\frac{1}{t}E\int_0^t\Big[\Big(S_k(r)-\frac{b_k}{d}\Big)^2+I_k^2(r)\Big]dr\leq\frac{3}{2}\sum_{k=1}^n\frac{a_k\sigma_{k1}^2b_k^2}{d^2K_1},$$

定理证明结束.

**小注:** 根据定理可知随机系统的解在确定性系统无病平衡点附近震荡; 震荡强度同$\sigma_{k1}$ 和$\sigma_{k2}$ 的值相关. 随机扰动越小, 随机系统(4.3.4)的解越靠近确定系统(4.3.3)的无病平衡点. 此外, 如果$\sigma_{k1}=0$, 则$E_0$ 也是随机系统(4.3.4)的无病平衡点. 根据定理4.3.3的证明, 我们得到

$$LV\leq-\sum_{k=1}^n a_k\big[(d-\frac{3}{4}\sigma_{k1}^2)s_k^2+(d+\epsilon-\frac{1}{2}\sigma_{k2}^2)i_k^2\big]\leq 0,$$

因此$E_0$ 是全局渐近稳定的.

### §4.3.4 地方病平衡点附近的渐近行为

在确定性模型中, 当$R_0>1$时, 系统(4.3.3)存在一个地方病平衡点$E^*$. 但$E^*$不是随机系统(4.3.4) 的地方病平衡点, 我们仍希望找到随机系统(4.3.4)同$E^*$之间的联系. 下面我们将给出两者之间的关系.

给定一个具有$n$个节点的加权有向图$(\mathscr{G},A)$, $A$是加权矩阵, 如果弧$(j,k)$存在, $a_{kj}$等于弧$(j,k)$的权重, 否则$a_{kj}=0$. 加权有向图$(\mathscr{G},A)$的Laplacian矩

阵$(\mathscr{G}, A)$ 定义如下:

$$L_A = \begin{bmatrix} \sum\limits_{k\neq 1} a_{1k} & -a_{12} & \cdots & -a_{1n} \\ -a_{21} & \sum\limits_{k\neq 2} a_{2k} & \cdots & -a_{2n} \\ \vdots & \vdots & \ddots & \vdots \\ -a_{n1} & -a_{n2} & \cdots & \sum\limits_{k\neq n} a_{nk} \end{bmatrix}.$$

$c_k$表示矩阵$L_A$的$k$阶对角元素的余子式, 有下面的性质:

**引理 4.3.4** [61] 假定$n \geq 2$, 且(1)如果加权有向图$(\mathscr{G}, A)$ 是强联通的, 则$c_k > 0, \forall\ 1 \leq k \leq n$; (2)有如下等式成立: $\sum\limits_{k,j=1}^{n} c_k a_{kj} G_k(x_k) = \sum\limits_{k,j=1}^{n} c_k a_{kj} G_j(x_j)$, 其中$G_k(x_k), 1 \leq k \leq n$是任意函数.

**引理 4.3.5** [61] 强大数定律:令$M = \{M_t\}_{t\geq 0}$ 是一个实值连续局部鞅, 且当$t = 0$时$M(t) = 0$. 则

$$\lim_{t\to\infty} \langle M, M\rangle_t = \infty \quad a.s. \Rightarrow \lim_{t\to\infty} \frac{M_t}{\langle M, M\rangle_t} = 0, \quad a.s.$$

且

$$\limsup_{t\to\infty} \frac{\langle M, M\rangle_t}{t} < \infty \quad a.s. \Rightarrow \lim_{t\to\infty} \frac{M_t}{t} = 0. \quad a.s.$$

**定理 4.3.6** 假定$A = (\beta_{kj})_{n\times n}$ 是不可约的且$R_0 > 1$. 对于任意给定的初值$(S_1(0), I_1(0), \cdots, S_n(0), I_n(0)) \in \mathbb{R}_+^{2n}$, 随机系统(4.3.4)的解有如下性质:

$$\limsup_{t\to\infty} \frac{1}{t} \sum_{k=1}^{n} \int_0^t [p_k d(S_k - S_k^*)^2 + m_k(d+\epsilon)(I_k - I_k^*)^2] ds$$
$$\leq \sum_{k=1}^{n} \Big[\Big(\frac{a\bar{c}_k b_k}{d} + \frac{(m_k + p_k) b_k^2}{d^2}\Big)\sigma_{k1}^2 + \Big(\frac{(a+1)\bar{c}_k b_k}{d} + \frac{m_k b_k^2}{d^2}\Big)\sigma_{k2}^2\Big], \quad a.s.$$

其中$E^* = (S_1^*, I_1^*, \ldots, S_n^*, I_n^*)$ 是确定性系统(4.3.3)的地方病平衡点, $\bar{c}_k, k = 1, 2, \cdots, n$ 是矩阵$L_{\bar{A}}$的$k$阶对角元素的余子式, $a, m_k, p_k, k = 1, 2, \cdots, n$都是在证明中定义的正常数.

**证明:** 由于$E^*$是确定性系统(4.3.3)的地方病平衡点, 我们得到

$$\sum_{j=1}^{n}\beta_{kj}S_k^*I_j^*+dS_k^*=b_k,\qquad \sum_{j=1}^{n}\beta_{kj}S_k^*I_j^*=(d+\epsilon)I_k^*. \tag{4.3.12}$$

定义函数

$$\begin{aligned}
&V(S_1,I_1,\ldots,S_n,I_n)\\
&=a\sum_{k=1}^{n}\bar{c}_k\Big(S_k-S_k^*-S_k^*\ln\frac{S_k}{S_k^*}+I_k-I_k^*-I_k^*\ln\frac{I_k}{I_k^*}\Big)\\
&+\sum_{k=1}^{n}\bar{c}_k\Big(I_k-I_k^*-I_k^*\ln\frac{I_k}{I_k^*}\Big)+\frac{1}{2}\sum_{k=1}^{n}m_k(S_k-S_k^*+I_k-I_k^*)^2\\
&+\frac{1}{2}\sum_{k=1}^{n}p_k(S_k-S_k^*)^2:=aV_1+V_2+V_3+V_4,
\end{aligned}\tag{4.3.13}$$

其中$a,m_k,p_k,k=1,2,\ldots,n$ 是待定的正常数. 根据引理4.3.4的性质(1), 我们知道$\bar{c}_k>0,k=1,2,\ldots,n$, 因此函数$V$ 是正定的. 令$L$ 是随机系统(4.3.4)的生成算子, 我们得到

$$\begin{aligned}
LV_1 &= \sum_{k=1}^{n}\bar{c}_k\Big[-dS_k^*\Big(\frac{S_k^*}{S_k}+\frac{S_k}{S_k^*}-2\Big)+\sum_{j=1}^{n}\bar{\beta}_{kj}\Big(\frac{I_j}{I_j^*}-\frac{I_k}{I_k^*}\Big)\\
&\quad+\sum_{j=1}^{n}\bar{\beta}_{kj}\Big(2-\frac{S_k^*}{S_k}-\frac{S_kI_jI_k^*}{I_kS_k^*I_j^*}\Big)+\frac{1}{2}(S_k^*\sigma_{k1}^2+I_k^*\sigma_{k2}^2)\Big],
\end{aligned}$$

$$\begin{aligned}
LV_2 &= \sum_{k=1}^{n}\bar{c}_k\Big[\sum_{j=1}^{n}\beta_{kj}S_kI_j-\sum_{j=1}^{n}\bar{\beta}_{kj}\frac{I_k}{I_k^*}-\sum_{j=1}^{n}\bar{\beta}_{kj}\frac{S_kI_jI_k^*}{I_kS_k^*I_j^*}\\
&\quad+\sum_{j=1}^{n}\bar{\beta}_{kj}+\frac{I_k^*\sigma_{k2}^2}{2}\Big],
\end{aligned}$$

$$\begin{aligned}
LV_3 &\le \sum_{k=1}^{n}m_k\Big[\frac{(d+\epsilon)^2+d^2}{2(d+\epsilon)}(S_k-S_k^*)^2-\frac{(d+\epsilon)}{2}(I_k-I_k^*)^2\\
&\quad+\frac{\sigma_{k1}^2S_k^2+\sigma_{k2}^2I_k^2}{2}\Big],
\end{aligned}$$

$$LV_4 = -\sum_{k=1}^{n} p_k\Big[\sum_{j=1}^{n}\beta_{kj}S_k^*(S_k-S_k^*)(I_j-I_j^*)+\sum_{j=1}^{n}\beta_{kj}I_j(S_k-S_k^*)^2 +d(S_k-S_k^*)^2-\frac{\sigma_{k1}^2S_k^2}{2}\Big].$$

根据引理4.3.4的性质(2), 可以得到

$$\sum_{k=1}^{n}\bar{c}_k\Big(\sum_{j=1}^{n}\bar{\beta}_{kj}\frac{I_j}{I_j^*}-\sum_{j=1}^{n}\bar{\beta}_{kj}\frac{I_k}{I_k^*}\Big)=0,\ \ \sum_{k=1}^{n}\bar{c}_k\Big(\sum_{j=1}^{n}\bar{\beta}_{kj}\ln\frac{I_j}{I_j^*}-\sum_{j=1}^{n}\bar{\beta}_{kj}\ln\frac{I_k}{I_k^*}\Big)=0. \tag{4.3.14}$$

此外, 当$x>0$时, 有$x-1-\ln x\geq 0\ x>0$, 所以

$$\frac{S_k^*}{S_k}\geq 1+\ln\frac{S_k^*}{S_k},\qquad \frac{S_kI_jI_k^*}{I_kS_k^*I_j^*}\geq 1+\ln\frac{S_kI_jI_k^*}{I_kS_k^*I_j^*}. \tag{4.3.15}$$

根据式(4.3.14)和式(4.3.15), 得到

$$\begin{aligned}&\sum_{k=1}^{n}\bar{c}_k\sum_{j=1}^{n}\bar{\beta}_{kj}\Big(2-\frac{S_k^*}{S_k}-\frac{S_kI_jI_k^*}{I_kS_k^*I_j^*}\Big)\\ \leq\ &\sum_{k=1}^{n}\bar{c}_k\sum_{j=1}^{n}\bar{\beta}_{kj}\Big[2-\Big(1+\ln\frac{S_k^*}{S_k}\Big)-\Big(1+\ln\frac{S_kI_jI_k^*}{I_kS_k^*I_j^*}\Big)\Big]\\ =\ &\sum_{k=1}^{n}\bar{c}_k\sum_{j=1}^{n}\bar{\beta}_{kj}\Big(\ln\frac{I_k}{I_k^*}-\ln\frac{I_j}{I_j^*}\Big)=0,\end{aligned} \tag{4.3.16}$$

$$\begin{aligned}\sum_{k=1}^{n}\bar{c}_k\sum_{j=1}^{n}\bar{\beta}_{kj}\frac{S_kI_jI_k^*}{I_kS_k^*I_j^*}\ &\geq\ \sum_{k=1}^{n}\bar{c}_k\sum_{j=1}^{n}\bar{\beta}_{kj}\Big(1+\ln\frac{S_kI_jI_k^*}{I_kS_k^*I_j^*}\Big)\\ &\geq\ \sum_{k=1}^{n}\bar{c}_k\sum_{j=1}^{n}\bar{\beta}_{kj}\Big(2-\frac{S_k^*}{S_k}\Big).\end{aligned} \tag{4.3.17}$$

把式(4.3.14)和式(4.3.16) 代入式$LV_1$, 得到

$$LV_1 \leq -\sum_{k=1}^{n}\bar{c}_kd\frac{(S_k-S_k^*)^2}{S_k}+\sum_{k=1}^{n}\frac{\bar{c}_k}{2}(S_k^*\sigma_{k1}^2+I_k^*\sigma_{k2}^2).$$

把式(4.3.17)代入式$LV_2$, 得到

$$LV_2\leq\sum_{k=1}^{n}\bar{c}_k\Big[\sum_{j=1}^{n}\beta_{kj}(S_k-S_k^*)(I_j-I_j^*)+\sum_{j=1}^{n}\beta_{kj}I_j^*\frac{(S_k-S_k^*)^2}{S_k}+\frac{I_k^*\sigma_{k2}^2}{2}\Big].$$

选取$a=\max\left\{\frac{1}{d}\sum\limits_{j=1}^{n}\beta_{kj}I_j^*, k=1,2,\dots,n\right\}, m_k=\frac{(d+\epsilon)p_kd}{(d+\epsilon)^2+d^2}, p_k=\frac{\bar{c}_k}{S_k^*}$, 则

$$\begin{aligned}LV &\le -\sum_{k=1}^{n}\frac{p_kd}{2}(S_k-S_k^*)^2-\frac{1}{2}\sum_{k=1}^{n}m_k(d+\epsilon)(I_k-I_k^*)^2\\&\quad+\frac{1}{2}\sum_{k=1}^{n}\left[\left(\frac{a\bar{c}_kb}{d}+\frac{(m_k+p_k)b^2}{d^2}\right)\sigma_{k1}^2+\left(\frac{(a+1)\bar{c}_kb}{d}+\frac{m_kb^2}{d^2}\right)\sigma_{k2}^2\right]\\&:= F(t).\end{aligned}$$

因而,

$$\begin{aligned}dV &\le F(t)dt+\sum_{k=1}^{n}\Big[[a\bar{c}_k\sigma_{k1}(S_k-S_k^*)+(m_k+p_k)\sigma_{k1}(S_k-S_k^*)S_k]dB_{k1}(t)\\&\quad+[\bar{c}_k(a+1)\sigma_{k2}(I_k-I_k^*)+m_k\sigma_{k2}(I_k-I_k^*)I_k]dB_{k2}(t)\Big].\end{aligned}\tag{4.3.18}$$

对式(4.3.18)两边从0 到$t$积分, 令

$$M_1(t):=\int_0^t\sum_{k=1}^{n}[a\bar{c}_k\sigma_{k1}(S_k-S_k^*)+(m_k+p_k)\sigma_{k1}(S_k-S_k^*)S_k]dB_{k1}(s),$$

$$M_2(t):=\int_0^t\sum_{k=1}^{n}[\bar{c}_k(a+1)\sigma_{k2}(I_k-I_k^*)+m_k\sigma_{k2}(I_k-I_k^*)I_k]dB_{k2}(s),$$

而$M_1(t)$,$M_2(t)$是局部连续鞅, 且$M_1(0)=M_2(0)=0$. 这样得到

$$\limsup_{t\to\infty}\frac{\langle M_1,M_1\rangle_t}{t}\le 8\sum_{k=1}^{n}\sigma_{k1}^2\left[a^2\bar{c}_k^2+(m_k+p_k)^2\frac{b_k^2}{d^2}\right]\frac{b_k^2}{d^2}<\infty,$$

$$\limsup_{t\to\infty}\frac{\langle M_2,M_2\rangle_t}{t}\le 8\sum_{k=1}^{n}\sigma_{k2}^2\left[\bar{c}_k^2(a+1)^2+m_k^2\frac{b_k^2}{d^2}\right]\frac{b_k^2}{d^2}<\infty.$$

根据引理4.3.5, 得到

$$\lim_{t\to\infty}\frac{M_1(t)}{t}=0,\quad \lim_{t\to\infty}\frac{M_2(t)}{t}=0,\quad \liminf_{t\to\infty}\frac{\int_0^tF(s)ds}{t}\ge 0,\quad a.s.$$

所以,

$$\begin{aligned}&\limsup_{t\to\infty}\frac{1}{t}\sum_{k=1}^{n}\int_0^t[p_kd(S_k-S_k^*)^2+m_k(d+\epsilon)(I_k-I_k^*)^2]ds\\&\le \sum_{k=1}^{n}\left[\left(\frac{a\bar{c}_kb_k}{d}+\frac{(m_k+p_k)b_k^2}{d^2}\right)\sigma_{k1}^2+\left(\frac{(a+1)\bar{c}_kb_k}{d}+\frac{m_kb_k^2}{d^2}\right)\sigma_{k2}^2\right],\end{aligned}$$

从而定理证明结束.

**小注:** 定理4.3.6表明随机系统(4.3.4)的解围绕确定性系统(4.3.3) 的地方病平衡点$E^*$波动, 其震荡强度同$\sigma_{k1}^2,\sigma_{k2}^2,k=1,2,\cdots,n$相关. 随机系统(4.3.4)的解同确定性系统(4.3.3)的地方病平衡点$E^*$ 之间的距离有下面的形式

$$\limsup_{t\to\infty}\frac{1}{t}\int_0^t\|X(s)-E^*\|^2ds\le C\|\sigma\|^2,$$

其中$C$是正的常数且$\|\sigma\|^2=\sum\limits_{k=1}^{n}(\sigma_{k1}^2+\sigma_{k2}^2)$. 尽管随机系统(4.3.4)的解不像确定性系统那样具有稳定性, 根据定理4.3.6我们仍然可以得到随机系统(4.3.4)的解是持续的, 即地方病是存在的.

## §4.3.5 数值模拟

在这一部分, 我们将通过数值模拟来验证我们以上理论分析结果. 我们选取参数$n=50,b_k=0.25,d=0.3,\epsilon=0.01$, 初值条件为$S_k(0)=0.5,I_k(0)=0.1,k=1,2,\ldots,50$. 用Milstein's Higer Order Method [149], 我们得到离散方程:

$$\begin{cases}S_{k,i+1} &= S_{k,i}+\Delta t\Big(b_k-\sum\limits_{j=1}^{2}\beta_{kj}S_{k,i}I_{j,i}-dS_{k,i}\Big)\\ &\quad +\sigma_{k1}S_{k,i}\sqrt{\Delta t}\xi_{k1,i}+\frac{\sigma_{k1}^2}{2}S_{k,i}\Delta t(\xi_{k1,i}^2-1),\\ I_{k,i+1} &= I_{k,i}+\Delta t\Big(\sum\limits_{j=1}^{2}\beta_{kj}S_{k,i}I_{j,i}-(d+\epsilon)I_{k,i}\Big)\\ &\quad +\sigma_{k2}I_{k,i}\sqrt{\Delta t}\xi_{k2,i}+\frac{\sigma_{k2}^2}{2}I_{k,i}\Delta t(\xi_{k2,i}^2-1),\end{cases}$$

其中$k=1,2,\ldots,n$, $\xi_{k1,i},\xi_{k2,i},i=1,2,\ldots,N$ 是独立的高斯随机变量$N(0,1)$.

根据定理和小注, 可知当$R_0<1$时, $S_k(t),I_k(t),k=1,2,\ldots,n$ 的期望在某些条件下是收敛的. 并且随机系统(4.3.4)的解在确定性系统(4.3.3)的无病平衡点周围震荡. 在图4.3.4和图4.3.5中我们选取$P(k)=\frac{m^k\exp(-m)}{k!}$, 在图4.3.6和图4.3.7选择$P(k)=2m^2k^{-3}$. 从图4.3.4和图4.3.6可以看出确定性系统(4.3.3)的无病平衡点$E_0$(虚线)是全局渐近稳定的并且随机系统(4.3.4)的解(实线) 总是在确定性系统(4.3.3)的无病平衡点$E_0$(虚线)的周围波动. 由图4.3.5和图4.3.7可

以看出, 由于度分布的不同正平衡点也不同. 对于不同的度分布, 我们取其他参数的值相同, 幂律分布的$R_0$的值要比泊松分布的$R_0$的值大得多.

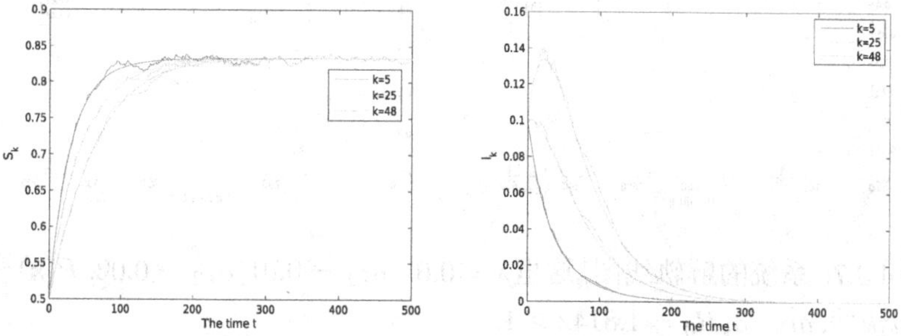


图 4.3.4: 系统的解轨线图, 这里$\lambda = 0.025$,$\sigma_{k1} = 0.005$,$\sigma_{k2} = 0.03$, $m = 6, R_0 = 0.4704$, $P(k) = \frac{m^k \exp(-m)}{k!}$.

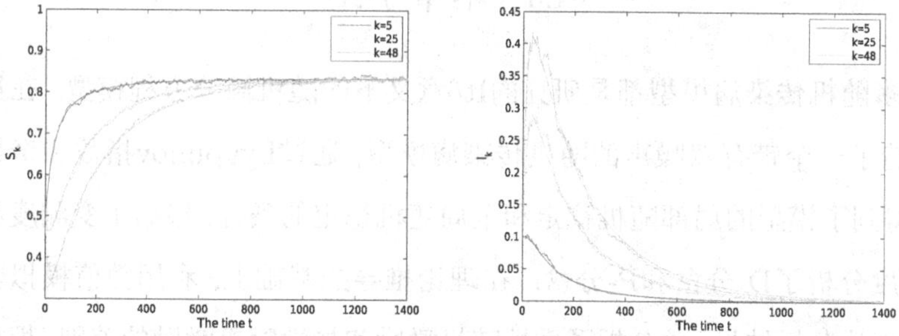


图 4.3.5: 系统的解轨线图, 这里$\lambda = 0.025$,$\sigma_{k1} = 0.005$,$\sigma_{k2} = 0.03$,$m = 3, R_0 = 0.9071$, $P(k) = 2m^2k^{-3}$.

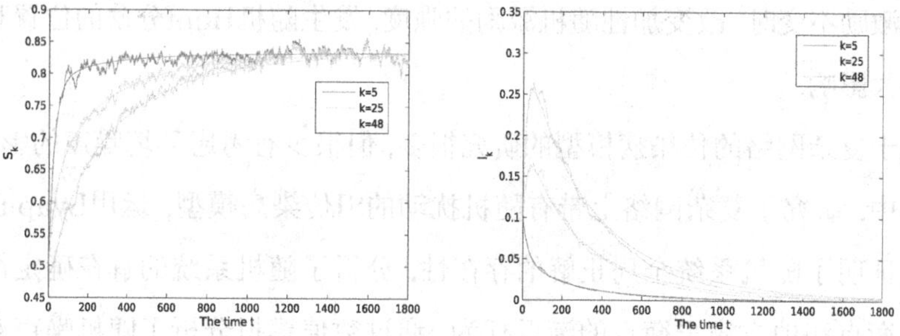


图 4.3.6: 系统的解轨线图, 这里$\lambda = 0.05, \sigma_{k1} = 0.01, \sigma_{k2} = 0.02, P(k) = \frac{m^k \exp(-m)}{k!}, m = 6, R_0 = 0.9409 \leq 1$.

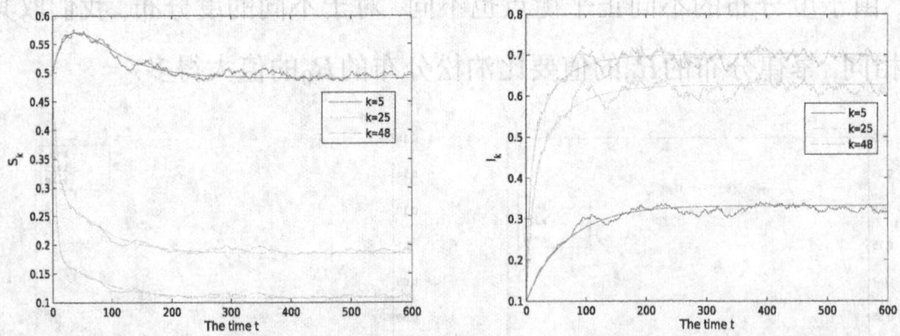


图 4.3.7: 系统的解轨线图, 这里$\lambda = 0.05, \sigma_{k1} = 0.01, \sigma_{k2} = 0.02$, $P(k) = 2m^2k^{-3}, m = 3, R_0 = 1.8142 \geq 1$.

## §4.4 本章小结

大多随机传染病模型都是研究的Itô意义下的随机微分方程模型. 在第二节中, 构造了一个带有双噪声的随机传染病模型, 通过Lyapunov指数和奇异边界理论, 得到了模型的局部随机稳定和全局随机稳定的条件; 根据不变测度和平稳概率密度分析了D-分岔和P-分岔. 在理论推导的基础上, 利用数值模拟验证了我们的理论分析结果, 并分析了乘性随机激励和加性随机激励的差别. 根据数值模拟的结果, 可以看出: 在加性随机激励不变时, 改变乘性随机激励的强度, 主要影响发生随机Hopf分岔发生的概率, 对发生随机Hopf位置影响较小; 而在乘性随机激励不变时, 改变加性随机激励的强度, 发生随机Hopf分岔的位置和概率都有很大影响.

基于复杂网络的传染病模型的研究很多, 但很少有考虑环境噪声的影响, 在第三节中, 研究了复杂网络上带有随机扰动的SI传染病模型, 运用Lyapunov分析方法证明了随机系统全局正解的存在性, 分析了随机系统的解在确定性系统无病平衡点和地方病平衡点的渐近行为. 通过数值模拟分析了随机噪声对传染病传播的影响. 由于随机噪声的存在, 随机传染病模型的解总是在确定性模型的解的周围震荡, 并且震荡强度同噪声的强度相关. 随着噪声强度的减弱, 随机系统的解越趋向于确定性系统的解. 我们发现: 当$R_0 \le 1$时, 随着噪声强度的增加, 随机系统比确定性系统更快的收敛到无病平衡状态, 这是因为某些噪声因素加快了疾病的灭绝.

本章还有一些问题需要进一步研究: 在第二节中我们只是通过数值模拟分析了乘性随机激励与加性随机激励的差别, 没有通过理论证明; 第三节中, 我们建立的是Itô意义下的随机传染病模型, 可以进一步研究复杂网络上Stratonovich意义下的随机传染病模型; 复杂网络上的随机传染病模型我们只考虑了乘性随机激励, 而没有考虑加性随机激励, 可以进一步研究复杂网络上双噪声的随机传染病模型.

# 第五章　疾病信息意识影响的传染病模型

本章利用个体与疾病信息意识之间的关系，建立了一类含有时滞的非线性传染病模型，还建立了一类疾病信息意识有常数输入的时滞传染病模型，研究了疾病信息意识在疾病传播和预防中的作用．通过对网络上疾病信息意识影响的传染病的建模与分析，发现疾病信息意识对于网络中度小的节点有着显著的控制效果．

## §5.1　引言

随着互联网、大众传媒的广泛发展，信息的传播速度越来越迅速．传染病一旦在某地区出现和蔓延，疾病控制和预防中心将采取措施阻止疾病的传播．首先政府部门尽快通过媒体(广播、电视、网络等)告诉人们疫情和预防疾病的措施．疾病信息的传播，不仅影响个体对疾病的行为，比如采取预防措施、减少外出、预防接种等，而且它也会影响政府部门为控制疾病蔓延而采取的干预措施．比如在SARS流行期间，人们利用各种媒体来了解疾病的情况，并因此改变行为，从而降低疾病的感染率[150, 151]．基于传染病肆虐和疾病信息传播迅速的现状，我们建立了含有疾病信息意识的模型，并对其进行研究，不仅在理论上对传染病模型的研究有推动作用，而且所建立的模型更加贴近实际，这对于预测传染病流行规律和发展趋势，分析传染病暴发的关键都具有重要的实际意义．

在传染病模型的研究中，带潜伏期的疾病模型也是其研究的主要内容，它的研究使问题更加实际，通过对其进行动力学分析可以更好地揭示和预测传染病的流行规律．另外疾病在暴发的过程中，从发现疫情到收集数据再到发布信息，从人们得到疾病信息到采取相关的措施, 这些行为中都会有一定的滞后性, 因此就需要把时滞引入到模型中, 这样可以更加真实地反映疾病的传播规律.

本章主要结果来自于文献[152–154]. 在第二节中, 通过假设媒体报道所产生的意识活动的累积密度与感染者人数成正比, 考虑易感者接受信息的滞后性, 建立带有疾病信息意识的时滞传染病模型, 并研究分析了该模型平衡点的稳定性; 在第三节中, 通过考虑易感者对疾病信息接受能力存在饱和和媒体对疾病实际情况报道的滞后性, 建立了一类疾病信息意识常数输入的传染病模型, 利用微分方程稳定性理论分析得到系统的动力学性态; 在第四节中, 建立了网络上疾病信息意识影响的传染病模型, 通过动力学分析得出利用疾病信息意识而采取的对疾病控制的措施.

## §5.2 疾病信息意识影响的时滞模型

### §5.2.1 模型的介绍和建立

由于媒体对疾病信息的报道, 从而一部分易感者将变成有疾病意识的易感者, 他们会减少和感染者的接触. 这样整个人群可以分成三类: 无意识的易感者、有意识的易感者和感染者, 分别用$X(t)$, $X_m(t)$ 和$Y(t)$表示其所占的比例, 用$M(t)$来表示$t$ 时刻该地区关于疾病的媒体报道所形成的疾病信息的累计密度, 而$\mu$表示疾病信息的产生率, $\mu_0$表示疾病信息的耗散率, 则有

$$M'(t) = \mu Y(t) - \mu_0 M(t). \tag{5.2.1}$$

在文献[155], 作者建立了带有疾病信息意识的时滞传染病模型, 其中$\frac{M(t)}{k+M(t)}$表示信息影响的饱和项, $\alpha$代表感染者的因病死亡率. 在文献[155]中, 假设媒体对传染病进行报道后, 易感者转化成有意识的易感者后就不会被疾病感染, 但这并不是特别合理, 事实上一些有意识的易感者仍然会与感染者接触而被感染, 模型如

下:

$$\begin{cases} X'(t) &= A - \beta X(t)Y(t) - \lambda X(t)\frac{M(t)}{k+M(t)} - dX(t) \\ &\quad +\nu Y(t) + \lambda_0 X_m(t), \\ Y'(t) &= \beta X(t)Y(t) - \nu Y(t) - \alpha Y(t) - dY(t), \\ X_m'(t) &= \lambda X(t)\frac{M(t)}{k+M(t)} - dX_m(t) - \lambda_0 X_m(t), \\ M'(t) &= \mu Y(t-\tau) - \mu_0 M(t). \end{cases} \tag{5.2.2}$$

基于上述模型和事实, 本节建立了一类含有时滞的传染病模型. 假设感染者经过治疗康复, 以概率$q$恢复成有意识的易感者, 剩下的以概率$p$恢复成无意识的易感者, 这里$p+q=1$. 事实上, 媒体对疾病进行报道之后, 无意识的易感者不会立刻转变意识成为有意识的易感者, 因此引入时间滞后$\tau$ 来表示无意识的易感者转变成有意识的易感者的间隔. 按照上面的规则, 得到如下模型:

$$\begin{cases} X'(t) &= b - \beta X(t)Y(t) + \lambda_0 X_m(t) - \lambda X(t)M(t-\tau) \\ &\quad -dX(t) + p\nu Y(t), \\ X_m'(t) &= \lambda X(t)M(t-\tau) - (\lambda_0 + d)X_m(t) \\ &\quad -\alpha X_m(t)Y(t) + q\nu Y(t), \\ Y'(t) &= \beta X(t)Y(t) - (\nu + d)Y(t) + \alpha X_m(t)Y(t), \\ M'(t) &= \mu Y(t) - \mu_0 M(t). \end{cases} \tag{5.2.3}$$

在上面的模型中, $b$是常数输入率, $d$是人口的自然死亡率, $\beta$是无意识的易感者与感染者的接触率, $\nu$表示染病者的恢复率, $\alpha(\alpha<\beta)$是有意识的易感者与感染者的接触率, $\lambda$代表意识在无意识的易感者中的传播率, $\lambda_0$代表有意识的易感者转变成无意识的易感者的转移率. 以上参数均为正数, 其中初值$X(0)>0, Y(0)\geq 0, X_m(0)\geq 0$.

由于$X(t)+X_m(t)+Y(t)=1$, 则系统(5.2.3)转化成下述模型:

$$\left\{\begin{array}{rcl} X_m'(t) &=& \lambda(1-X_m(t)-Y(t))M(t-\tau)-(\lambda_0+d)X_m(t) \\ & & -\alpha X_m(t)Y(t)+q\nu Y(t), \\ Y'(t) &=& \beta(1-X_m(t)-Y(t))Y(t)-(\nu+d)Y(t)+\alpha X_m(t)Y(t), \\ M'(t) &=& \mu Y(t)-\mu_0 M(t). \end{array}\right. \tag{5.2.4}$$

下面将对系统(5.2.4)进行研究, 其可行域为

$$\Omega=\{(X_m,Y,M)\in\Re_+^3:0\le X_m,Y\le 1,0\le M<\mu/\mu_0\}.$$

## §5.2.2 基本再生数和平衡点的存在性

定义基本再生数$R_0=\beta/(\nu+d)$. 系统存在两个平衡点, 无病平衡点$E_0(0,0,0)$和地方病平衡点$E_*(X_m^*,Y^*,M^*)$. $E_0$ 显然存在, 下面证明$E_*$ 的存在. $X_m^*,M^*$可以从下面的代数式得到

$$\begin{aligned} &\lambda(1-X_m-Y)M-(\lambda_0+d)X_m-\alpha X_mY+q\nu Y=0, \\ &\beta(1-X_m-Y)Y-(\nu+d)Y+\alpha X_mY=0, \\ &\mu Y-\mu_0M=0. \end{aligned} \tag{5.2.5}$$

由(5.2.5)后两式可以得到

$$X_m^*=\frac{\beta(1-Y^*)-(\nu+d)}{\beta-\alpha},\ \ M^*=\frac{\mu}{\mu_0}Y^*. \tag{5.2.6}$$

把(5.2.6)带入(5.2.5)第一式, 可以得到关于关于$Y^*$的方程

$$P_1Y^{*2}+P_2Y^*+P_3=0, \tag{5.2.7}$$

其中

$$\begin{aligned} &P_1=\alpha(\lambda\mu+\mu_0\beta), \\ &P_2=(\nu+d-\beta)(\lambda\mu+\alpha\mu_0)+q\nu\mu_0(\beta-\alpha)+\mu_0\beta(\beta+d), \\ &P_3=\mu_0(\lambda_0+d)(\nu+d-\beta). \end{aligned} \tag{5.2.8}$$

解方程(5.2.7)可得

$$Y^* = \frac{-P_2 \pm \sqrt{P_2^2 - 4P_1P_3}}{2P_1}. \tag{5.2.9}$$

当$R_0 > 1$时, $P_1 > 0$, $P_3 < 0$, 则存在$Y^* = \frac{-P_2+\sqrt{P_2^2-4P_1P_3}}{2P_1} > 0$. 注: 从$Y^*$的表达式, 易得$\frac{dY^*}{d\lambda} < 0$ , $\frac{dY^*}{d\mu} < 0$, 说明在平衡点处感染者的比例是随着疾病信息的传播率和意识的贯彻率的增大而减少, 也就是说, 媒体加大对疾病相关信息的报道, 可以减少感染者的数量, 进而控制疾病的暴发.

### §5.2.3　无病平衡点的局部和全局稳定性

在本节中通过分析系统(5.2.4)在无病平衡点处相应的特征方程讨论其局部稳定性, 通过定义合理的Lyapunov函数研究无病平衡点的全局稳定性.

**定理 5.2.1** 在系统(5.2.4)中, 对于任意的$\tau \geq 0$, 当$R_0 < 1$时, 无病平衡点$E_0$ 在可行域内是局部渐近稳定的; 当$R_0 > 1$时, $E_0$不稳定.

**证明:** 系统(5.2.4)的Jacobian 矩阵在无病平衡点处的特征方程为

$$[\eta + (\lambda_0 + d)][\eta + (\nu + d - \beta)](\eta + \mu_0) = 0. \tag{5.2.10}$$

可以得到$\eta_1 = -(\lambda_0 + d) < 0$, $\eta_2 = \beta - (\nu + d)$, $\eta_3 = -\mu_0 < 0$, 则当$R_0 < 1$, $\eta_2 < 0$; 当$R_0 > 1$, $\eta_2 > 0$.

因此, 若$R_0 < 1$, 对于任意的$\tau \geq 0$系统(5.2.4)的无病平衡点$E_0$ 在$\Omega$ 内都是是局部渐近稳定的; 但当$R_0 > 1$, $E_0$不稳定.

**定理 5.2.2** 在系统(5.2.4)中, 若$R_0 < 1$, 对于任意的$\tau \geq 0$, 无病平衡点$E_0$在可行域内是全局渐近稳定的.

**证明:** 为了证明无病平衡点$E_0$ 的全局渐近稳定, 定义如下的Liapunov函数

$$V = \frac{1}{2}Y^2, \tag{5.2.11}$$

其沿系统的全导数为

$$\frac{dV}{dt} = [\beta - (\nu + d)]Y^2 - \beta Y^3 - (\beta - \alpha)X_m Y^2. \tag{5.2.12}$$

易得当$R_0 < 1$时,

$$\frac{dV}{dt} \leq 0. \tag{5.2.13}$$

当基本再生数$R_0 < 1$时, 只有当$Y = 0, X_m = 0$时存在$\frac{dV}{dt} = 0$. 这说明当$R_0 < 1$ 在$\{(X_m, Y, M) \in \Omega : V' = 0\}$ 中的最大正不变集是$\{E_0\}$. 利用LaSalle不变集原理可知, 系统(5.2.4)的无病平衡点$E_0$ 在$\Omega$ 上是全局渐近稳定的.

### §5.2.4 正平衡点的局部和全局稳定性

令$x = X_m - X_m^*$, $y = Y - Y^*$, $m = M - M^*$, 我们得到

$$\frac{du}{dt} = M_1 u(t) + M_2 u(t - \tau),$$

其中

$$u(t) = [x(t), y(t), m(t)]^T,$$

$$M_1 = \begin{bmatrix} -(\lambda M^* + \alpha Y^* + \lambda_0 + d) & q\nu - \lambda M^* - \alpha X_m^* & 0 \\ (\alpha - \beta)Y^* & -\beta Y^* & 0 \\ 0 & \mu & -\mu_0 \end{bmatrix},$$

$$M_2 = \begin{bmatrix} 0 & 0 & \lambda(1 - Y^* - X_m^*) \\ 0 & 0 & 0 \\ 0 & 0 & 0 \end{bmatrix}.$$

系统在平衡点处的特征方程为

$$\eta^3 + Q_1\eta^2 + Q_2\eta + Q_3 = Q_4 e^{-\eta\tau}, \tag{5.2.14}$$

其中$\eta$ 是特征值, 其中

$$
\begin{aligned}
Q_1 &= A+\beta Y^*+\mu_0, \\
Q_2 &= \beta Y^*A+(A+\beta Y^*)\mu_0+(\alpha-\beta)Y^*B, \\
Q_3 &= \beta Y^*\mu_0 A+(\alpha-\beta)\mu_0 Y^*B, \\
Q_4 &= (\beta-\alpha)\mu Y^*C.
\end{aligned}
$$

这里$A=\lambda M^*+\alpha Y^*+\lambda_0+d$, $B=\lambda M^*+\alpha X_m^*-q\nu$, $C=\lambda(Y^*+X_m^*-1)$. 系统(5.2.4)的正平衡点$E_*$ 的稳定性如下:

**定理 5.2.3** 对于任意$\tau\geq 0$, 如果$R_0>1$, 则地方病平衡点$E_*$ 在可行域内是局部渐近稳定的.

**证明:** 当$\tau=0$, 系统对应的特征方程为

$$
\eta^3+Q_1\eta^2+Q_2\eta+(Q_3-Q_4)=0. \tag{5.2.15}
$$

这里

$$
\begin{aligned}
Q_1 &= A+\beta Y^*+\mu_0=\lambda M^*+\alpha Y^*+\lambda_0+d+\beta Y^*+\mu_0>0, \\
Q_2 &= \beta Y^*A+(A+\beta Y^*)\mu_0+(\alpha-\beta)Y^*B>0, \\
Q_3-Q_4 &= \beta Y^*\mu_0 A+(\alpha-\beta)\mu_0 Y^*B+(\alpha-\beta)\mu Y^*C>0,
\end{aligned}
$$

并且有$Q_1Q_2-(Q_3-Q_4)>0$. 根据Hurwitz判别法, 可以得到特征值$\eta$实部均为负的, 因此$E_*$是局部渐近稳定的.

当$\tau>0$, 注意到(5.2.14)没有非负解. 不失一般性假设$\eta=i\omega$是(5.2.14)的一对纯虚根. 这种情况下, 当且仅当$\omega$ 满足方程

$$
-\omega^3 i-Q_1\omega^2+Q_2\omega i+Q_3=Q_4(\cos\omega\tau-i\sin\omega\tau).
$$

可以得到

$$
Q_3-Q_1\omega^2=Q_4\cos\omega\tau,\quad \omega^3-Q_2\omega=Q_4\sin\omega\tau.
$$

对上述两式两边平方相加, 得到关于$\omega$ 六次方程

$$\omega^6+(Q_1^2-2Q_2)\omega^4+(Q_2^2-2Q_1Q_3)\omega^2+(Q_3^2-Q_4^2)=0.$$

令$\varphi=\omega^2$, 上式可以写成如下形式

$$\varphi^3+R_1\varphi^2+R_2\varphi+R_3=0, \tag{5.2.16}$$

其中

$$\begin{aligned} R_1 &= Q_1^2-2Q_2>0, \\ R_2 &= Q_2^2-2Q_1Q_3>0, \\ R_3 &= Q_3^2-Q_4^2=(Q_3+Q_4)(Q_3-Q_4)>0, \end{aligned}$$

因此(5.2.16)所有的系数都是正数. 因此当$\tau\geq 0$, 如果$R_0>1$, $E_*$ 是局部渐近稳定的.

**定理 5.2.4** 当$\tau\geq 0$, 如果$R_0>1$ 地方病平衡点$E_*$在可行域内是全局渐近稳定的.

**证明:** 利用Lypunov函数法, 考虑如下的正定函数

$$V=\frac{1}{2}y^2. \tag{5.2.17}$$

沿系统计算$V(t)$ 的全导数

$$\frac{dV}{dt}=(\alpha-\beta)Y^*x-\beta Y^*y\leq 0. \tag{5.2.18}$$

由LaSalle不变集原理可得$E_*$ 在$\Omega$ 中是全局渐近稳定的.

### §5.2.5 数值模拟

上一节给出系统无病平衡点和正平衡点的稳定性的理论证明, 本节利用数值模拟, 从数值角度出发, 以图形的形式验证平衡点稳定性的证明, 并分析意识的传播率和媒体项目的贯彻率对平衡点稳定性的影响.

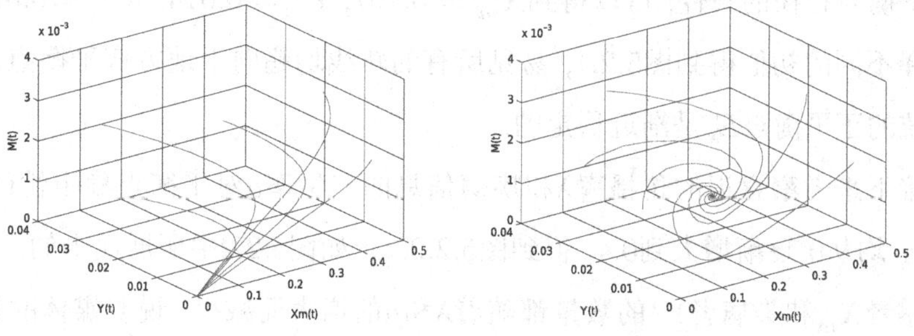


图 5.2.1: 当$\tau > 0$时, 无病平衡点和地方病平衡点的稳定性

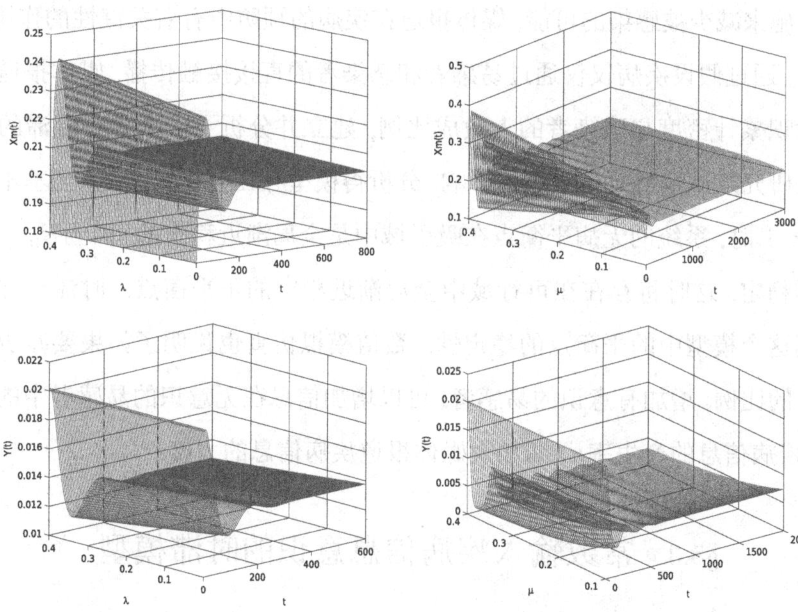


图 5.2.2: $\lambda$和$\mu$增大时$X_m^*$和$Y^*$的稳定性

为了验证当$\tau > 0$时无病平衡点的稳定性, 选择如下的参数: $\beta = 0.35$, $\lambda = 0.08$, $\lambda_0 = 0.02$, $\alpha = 0.2, d = 0.002$, $\nu = 0.43, p = 0.15, q = 0.85$, $\mu = 0.002, \mu_0 = 0.02, \tau = 1$, 选取五组不同的初值得到图5.2.1, 易见系统的解都趋于无病平衡点$E_0$, 这说明系统的无病平衡点是渐近稳定的, 事实上$E_0$如上节所证是全局渐近稳定的. 令$\beta = 0.5$, 此时基本再生数$R_0 > 1$, 参数满足了地

方病平衡点存在的条件, 可以得到$X_m^* = 0.201$, $Y^* = 0.014$, $M^* = 0.001$. 依然选择不同的初值得到图5.2.1, 易见所有的轨线均趋向于地方病平衡点$E_*$, 说明系统的正平衡点$E_*$是渐近稳定的.

接下来考察意识的传播率$\lambda$和疾病信息的产生率$\mu$对平衡点稳定性的影响. 令$\lambda$, $\mu$ 均从0 逐渐增大到0.4, 得到图5.2.2. 正如图5.2.2中所展现出的, 有意识的易感者$X_m^*$和染病者$Y^*$的数量都随着$\lambda$和$\mu$的增大而减少, 说明媒体的报道对疾病的预防控制确实有着一定的作用.

通过媒体对关于疾病的报道, 人们对疾病的相关情况得以了解, 并且采取相关的措施来减少被感染的可能, 媒体报道在疾病的预防中有着关键性的作用. 在本节中, 通过假设疾病仅仅通过易感者和感染者的直接接触传播, 媒体报道所产生的意识累计密度与感染者的人数成比例, 建立并分析了一个含有时滞的数学模型来研究媒体报道对传染病的影响. 分析得模型存在两个平衡点, 当基本再生数$R_0 < 1$ 时, 系统的无病平衡点在吸引域中是全局渐近稳定的, 而当$R_0 > 1$时, 其不再稳定, 这时将存在在可行域中全局渐近稳定的正平衡点. 时滞$\tau$ 并没有影响到这个模型中的平衡点的稳定性. 数值模拟仿真也说明了如果要减少染病者所占的比例, 增加有意识的易感者, 可以增加信息在无意识的易感者中的传播率$\lambda$和疾病信息的产生率$\mu$, 即加大媒体报道疾病信息的力度.

## §5.3 常数输入疾病信息意识的时滞模型

### §5.3.1 模型的建立

在文献[156]中, 作者建立了媒体报道对传染病流行的影响模型. 其中$X_-$, $X_+$分别代表没有意识的易感者和有意识的易感者, $M$是媒体报道所产生的疾病信息意识的累积. $\beta$ 是无意识的易感者与感染者的接触率, $\lambda$代表意识在无意识的易感者中的传播率, $\lambda_0$代表有意识的易感者转变成无意识的易感者的转移率, $p$代表的是感染者恢复后成为有意识的易感者所占的比例, $\alpha$代表感染者的因病

死亡率, $k$和$\mu_0$分别指疾病信息的产生率和其耗散率. 模型如下:

$$\begin{cases} X'_- = A - \beta X_- Y - \lambda X_- M - dX_- + \lambda_0 X_+ + (1-p)\gamma Y, \\ X'_+ = \lambda X_- M + p\gamma Y - dX_+ - \lambda_0 X_+ - \beta_1 \beta X_+ Y, \\ Y' = \beta X_- Y + \beta_1 \beta X_+ Y - \gamma Y - \alpha Y - dY, \\ M' = k\alpha Y - \mu_0 M. \end{cases} \tag{5.3.1}$$

大多数的文献如[156], 没有考虑到媒体报道所产生的饱和影响, 事实上, 由于一些客观的因素媒体对易感者的影响能够达到一定的饱和. 另外本节的模型中还考虑了疾病信息量的常数输入.

同样将整个人群分为三类: 无意识的易感者、有意识的易感者、感染者, 分别用$X(t)$, $X_m(t)$, $Y(t)$表示$t$时刻其占总人数的比例. 假设随着时间的推移有意识的易感者又会以$\lambda_0$ 的速率成为无意识的易感者, 而$\lambda$代表信息意识在无意识的易感者中的传播率. 感染者的恢复率为$\nu$, 进一步假设恢复成为有意识的易感者的比例为$q$, 则恢复成无意识的易感者所占的比例为$p$. $M(t)$为$t$ 时刻在所考虑地区媒体报道所产生的意识活动的累计密度, 用常数$m_0$表示疾病信息的常数输入. 由于一些原因媒体报道对人们的影响会达到一定的饱和, 我们用第二类Holling函数来表示这种关系. 又因为从疾病暴发到媒体报道需要一定的时间, 用$\tau$来表示疾病发生到媒体报道的时滞. 疾病的流程图如图5.3.3所示.

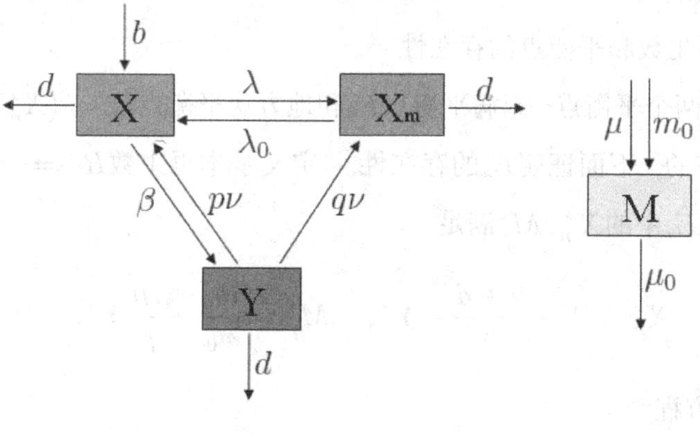


图 5.3.3: 系统(5.3.2)的流程图

根据上面的流程图, 我们得到如下非线性微分方程:

$$\begin{cases} X'(t) = b - \beta X(t)Y(t) + \lambda_0 X_m(t) - \lambda X(t)\frac{M(t)}{1+kM(t)} + p\nu Y(t) - dX(t), \\ X_m'(t) = \lambda X(t)\frac{M(t)}{1+kM(t)} - \lambda_0 X_m(t) + q\nu Y(t) - dX_m(t), \\ Y'(t) = \beta X(t)Y(t) - \nu Y(t) - dY(t), \\ M'(t) = m_0 + \mu Y(t-\tau) - \mu_0 M(t). \end{cases} \tag{5.3.2}$$

在上面的模型中假设$b = d > 0$且其他参数均为正数, 其中对$\theta \in [-\tau, 0]$有$X(0) = X_0 > 0$, $X_m(0) = X_{m0} \geq 0$, $Y(\theta) = Y_0 \geq 0$, $M(0) = M_0 \geq 0$. 又因为$X(t) + Y(t) + X_m(t) = 1$, 系统(5.3.2)可以简化为下面的系统:

$$\begin{cases} X_m'(t) = \lambda(1 - X_m(t) - Y(t))\frac{M(t)}{1+kM(t)} - (\lambda_0 + d)X_m(t) + q\nu Y(t), \\ Y'(t) = \beta(1 - X_m(t) - Y(t))Y(t) - (\nu + d)Y(t), \\ M'(t) = m_0 + \mu Y(t-\tau) - \mu_0 M(t). \end{cases} \tag{5.3.3}$$

其吸引域为$\Omega = \{(X_m, Y, M) \in \Re_+^3 : 0 \leq X_m, Y \leq 1, 0 \leq M \leq (m_0 + \mu)/\mu_0\}$, 接下来详细研究系统(5.3.3)的动力学性态.

## §5.3.2 模型的动力学分析

本节将讨论系统(5.3.3)的平衡点的存在性, 并且研究其无病平衡点和地方病平衡点的稳定性.

1. 基本再生数和平衡点的存在性

系统存在两个平衡点: 无病平衡点$E_0$和地方病平衡点$E_* = (X_m^*, Y^*, M^*)$. $E_0$是显然存在的, 下面证明$E_*$的存在性. 定义基本再生数$R_0 = \beta/(\nu + d)$. 当$R_0 > 1$时有$E_*$中的$X_m^*, M^*$满足

$$X_m^* = 1 - \frac{\nu + d}{\beta} - Y^*, \quad M^* = \frac{m_0}{u_0} + \frac{\mu}{\mu_0} Y^*,$$

并且$Y^*$ 满足方程

$$A_1 Y^{*2} + A_2 Y^* + A_3 = 0, \tag{5.3.4}$$

其中

$$\begin{aligned}A_1 &= \mu k\beta(\lambda_0+d+q\nu),\\A_2 &= \mu k(\lambda_0+d)(\nu+d-\beta)+\lambda\mu(\nu+d)+\beta(\lambda_0+d+q\nu)(\mu_0+km_0),\\A_3 &= \lambda m_0(\nu+d)+(\lambda_0+d)(\nu+d-\beta)(\mu_0+km_0).\end{aligned}$$

解方程(5.3.4), 得到

$$Y^*=\frac{-A_2\pm\sqrt{A_2^2-4A_1A_3}}{2A_1}. \tag{5.3.5}$$

当$\beta\lambda<k(\lambda_0+d)(\beta-\nu-d)$时, 可得到$A_3<0$, 又$A_1>0$, 则存在唯一的$Y^*$.

注: 从$Y^*$的表达式易得$\frac{dY^*}{d\lambda}<0$, $\frac{dY^*}{d\mu}<0$, 说明当关于传染病的信息传播率$\lambda$和意识贯彻率$\mu$增大时, 感染者在人群中所占的比例减少, 可见要想控制传染病, 使得染病者所占的比例降低, 只要加强对传染病的报道即可.

2. $\tau=0$时平衡点的稳定性

**定理 5.3.1** 当$R_0<1$时, 系统(5.3.3)的无病平衡点$E_0$ 在可行域中是局部渐近稳定的, 而当$R_0>1$时, $E_0$是不稳定的.

**证明:** 系统的Jacobian 矩阵为

$$J=\begin{bmatrix}-\frac{\lambda M}{1+kM}-\lambda_0-d & q\nu-\frac{\lambda M}{1+kM} & \frac{\lambda(1-Y-X_m)}{(1+kM)^2}\\ -\beta Y & \beta(1-X_m)-(\nu+d)-2\beta Y & 0\\ 0 & \mu & -\mu_0\end{bmatrix}.$$

在系统(5.3.3)的无病平衡点$E_0$ 处的特征方程为

$$(\eta+\mu_0)[\eta+\frac{\lambda m_0}{km_0+\mu_0}+\lambda_0+d][\eta+\frac{\beta\lambda m_0}{\lambda m_0+(\lambda_0+d)(\mu_0+km_0)}+\beta(\frac{1}{R_0}-1)]=0,$$

其中$\eta$ 是特征值, 并

$$\begin{aligned}\eta_1 &= -\mu_0<0,\\\eta_2 &= -(\frac{\lambda m_0}{km_0+\mu_0}+\lambda_0+d)<0,\\\eta_3 &= -\beta[\frac{\lambda m_0}{\lambda m_0+(\lambda_0+d)(\mu_0+km_0)}+(\frac{1}{R_0}-1)].\end{aligned}$$

当$R_0 < 1$时, $\eta_3 < 0$, 因此当$R_0 < 1$时, $E_0$是局部渐近稳定的.

在系统(5.3.3)的正平衡点$E_*$处的特征方程为

$$\eta^3 + Q_1\eta^2 + Q_2\eta + (Q_3 + Q_4) = 0, \tag{5.3.6}$$

其中

$$\begin{aligned} Q_1 &= B_1 + B_3 + \mu_0, \\ Q_2 &= \mu_0(B_1 + B_3) + B_1B_3 - \beta Y^* B_2, \\ Q_3 &= \mu_0 B_1 B_3 - \beta\mu_0 Y^* B_2, \\ Q_4 &= -\beta\mu Y^* B_4, \end{aligned}$$

这里

$$\begin{aligned} B_1 &= \lambda M^* \frac{1}{1 + kM^*} + \lambda_0 + d, \\ B_2 &= \lambda M^* \frac{1}{1 + kM^*} - \nu q, \\ B_3 &= \beta(X_m^* - 1) + 2\beta Y^* + (\nu + d), \\ B_4 &= \lambda(X_m^* + Y^* - 1)\frac{1}{(1 + kM^*)^2}. \end{aligned}$$

接下来证明系统(5.3.3)的正平衡点$E_*$在可行域中的稳定性.

**定理 5.3.2** 当$R_0 > 1$, $\beta\lambda < k(\lambda_0 + d)(\beta - \nu - d)$时, 系统(5.3.3)的正平衡点$E_*$在可行域中是局部渐近稳定的.

**证明:** 对于特征方程

$$\eta^3 + Q_1\eta^2 + Q_2\eta + (Q_3 + Q_4) = 0,$$

易得

$$Q_1 = \lambda M^* \frac{1}{1 + kM^*} + \lambda_0 + d + \beta Y^* + \mu_0 > 0,$$

$$Q_2 = \mu_0(B_1 + B_3) + (\lambda_0 + \nu q + d)\beta Y^* > 0,$$

并且有

$$Q_3 + Q_4 = \mu_0 B_1 B_3 - \beta Y^*(\mu B_4 + \mu_0 B_2 > 0.$$

另外

$$\begin{aligned}
& Q_1Q_2 - (Q_3 + Q_4) \\
= \ & (B_1 + B_3)(\mu_0 B_1 + \mu_0 B_3 + B_1 B_3 - \beta Y^* B_2) + \mu_0^2(B_1 + B_3) - Q_4 \\
= \ & \mu_0(B_1 + B_3)^2 + \mu_0^2(B_1 + B_3) + B_3[(B_1 + B_3)(B_1 - B_2) + \mu B_4],
\end{aligned}$$

其中$(B_1 + B_3)(B_1 - B_2) + \mu B_4 > 0$, 则$Q_1Q_2 - (Q_3 + Q_4) > 0$. 根据Hurwitz判矩法, 所有特征值的实部均为负的, 因此$E_*$ 是局部渐近稳定的.

3. $\tau > 0$时平衡点的稳定性

**定理 5.3.3** 在系统(5.3.3)的可行域中, 若$\tau > 0$, 当$R_0 < 1$时, 无病平衡点$E_0$ 在可行域中是局部渐近稳定的.

证明与定理3.1的证明相似, 这里省略. 将系统(5.3.3)在$E_*$ 处线性化, 得到

$$\frac{du}{dt} = M_1 u(t) + M_2 u(t - \tau),$$

其中

$$u(t) = [x(t) \ \ y(t) \ \ z(t)]^T,$$

$$M_1 = \begin{bmatrix} -\frac{\lambda M^*}{1+kM^*} - \lambda_0 - d & -\frac{\lambda M^*}{1+kM^*} + \nu q & \frac{\lambda(1-Y^*-X_m^*)}{(1+kM^*)^2} \\ -\beta Y^* & \beta(1 - X_m^*) - (\nu + d) - 2\beta Y^* & 0 \\ 0 & 0 & -\mu_0 \end{bmatrix},$$

$$M_2 = \begin{bmatrix} 0 & 0 & 0 \\ 0 & 0 & 0 \\ 0 & \mu & 0 \end{bmatrix}.$$

其中$y$, $x$, $z$是在平衡点$E_*$处的小扰动, 则这个系统的特征方程为

$$\eta^3 + Q_1\eta^2 + Q_2\eta + Q_3 = Q_4 e^{-\eta\tau}, \tag{5.3.7}$$

其中$\eta$ 是特征值. 为了证明系统存在Hopf 分岔, 需要证明(5.3.7)存在一对纯虚根. 设(5.3.7)的特征值$\eta = i\omega(\omega > 0)$, 于是可以得到

$$Q_2\omega - \omega^3 = Q_4\sin(\omega\tau), \quad Q_1\omega^2 - Q_3 = Q_4\cos(\omega\tau).$$

方程两边平方相加, 设$\psi = \omega^2$, 得到

$$h(\psi) = \psi^3 + P_1\psi^2 + P_2\psi + P_3 = 0, \tag{5.3.8}$$

其中$P_1 = Q_1^2 - 2Q_2,\ \ P_2 = Q_2^2 - 2Q_1Q_3,\ \ P_3 = Q_3^2 - Q_4^2$.

**引理 5.3.4** 当$B_2 > 0, \lambda_0 + d + q\nu < \mu\lambda(\nu + d)\frac{1}{\beta(1+kM^*)^2}$时, 方程(5.3.8)至少存在一个正根.

**证明:** 对于

$$h(\psi) = \psi^3 + P_1\psi^2 + P_2\psi + P_3, \tag{5.3.9}$$

易得

$$\begin{aligned}
P_1 &= (B_1 + B_3 + \mu_0)^2 - 2[(B_1 + B_3)\mu_0 + B_1B_3 - \beta B_2 Y^*] \\
&= B_1^2 + B_3^2 + \mu_0^2 + 2\beta B_2 Y^* > 0, \\
P_2 &= B_1^2\mu_0^2 + B_3^2\mu_0^2 + (B_1B_3)^2 + (B_2B_3)^2 - 2B_1B_2B_3^2 + 2B_2B_3\mu_0^2 \\
&= (B_1^2 + B_3^2)\mu_0^2 + (B_1B_3 - B_2B_3)^2 + 2\mu_0^2 B_2B_3 > 0, \\
P_3 &= B_3(\mu_0B_1 - \mu_0B_2 + \mu B_4)(Q_3 + Q_4) \\
&< B_3(Q_3 + Q_4)[(\lambda_0 + d + q\nu) - \mu\lambda(\nu + d)\frac{1}{\beta(1 + kM^*)^2}] < 0.
\end{aligned}$$

这样有$h(0) < 0$ , 并且$h(+\infty) \to +\infty$. 这样方程(5.3.7)至少有一个正根$\psi_0$.

定义$\omega_0 = \sqrt{\psi_0}$, 则方程(5.3.7)有一对纯虚根($\pm i\omega_0$). 下面回到分岔的分析, 利用$\tau$ 作为分岔参数. 考虑方程(5.3.7)是关于$\tau$ 的函数. 令$\eta(\tau) = \gamma(\tau) + i\omega(\tau)$

是方程的特征值, 这样分岔参数的初值$\tau_0$有$\gamma(\tau_0)=0$, $\omega(\tau_0)=\omega_0(\omega_0>0)$, 为了建立$\tau=\tau_0$ 时的Hopf分岔, 下面的引理:

**引理 5.3.5** 横截性条件

$$\left.\frac{dRe\eta(\tau)}{d\tau}\right|_{\tau=\tau_0}>0.$$

**证明:** 对方程(5.3.7)关于$\tau$ 求导, 则有

$$(\frac{d\eta}{d\tau})^{-1}=\frac{d\tau}{d\eta}=\frac{3\eta^2+2Q_1\eta+Q_2-Q_4\tau e^{-\eta\tau}}{Q_4\eta e^{-\eta\tau}}.$$

因此

$$\begin{aligned}
& Sign\left\{Re\frac{d(\eta)}{d(\tau)}\right\}_{\tau=\tau_0}=Sign\left\{Re\frac{d(\tau)}{d(\eta)}\right\}_{\eta=i\omega_0} \\
= \quad & Sign\left\{Re[-\frac{(Q_2-3\omega_0^2)+2Q_1\omega_0 i}{(\omega_0^4-Q_2\omega_0^2)+(Q_3\omega_0-Q_1\omega_0^3)i}]\right\} \\
= \quad & Sign\left\{\frac{\omega_0^2[3\omega_0^4+(2Q_1^2-4Q_2)\omega_0^2+(Q_2^2-2Q_1Q_3)]}{Q_4^2\omega_0^4}\right\} \\
= \quad & Sign\left\{\frac{3\omega_0^4+2P_1\omega_0^2+P_2}{Q_4^2}\right\}>0.
\end{aligned}$$

因此$\frac{dRe\eta(\tau)}{d\tau}|_{\tau=\tau_0}>0$.

综上, 现有如下定理:

**定理 5.3.6** 在系统(5.3.3)的可行域中, 如果$R_0>1$, $\beta\lambda<k(\lambda_0+d)(\beta-\nu-d)$, 则系统存在地方病平衡点$E_*$. 当$\tau<\tau_0$时, $E_*$是局部渐近稳定的; 当$\tau>\tau_0$时, 若参数满足

$$\frac{\mu\mu_0}{m_0}<\lambda_0+d+q\nu<\min\left\{\frac{\lambda M^*}{1+kM^*},\frac{\mu\lambda(\nu+d)}{\beta(1+kM^*)^2}\right\},$$

$E_*$是不稳定的. 在$\tau=\tau_0$处, 正平衡点$E_*$ 产生Hopf分岔, 其中

$$\tau_0=\frac{1}{\omega_0}arc\cos\frac{Q_1\omega_0^2-Q_3}{Q_4}.$$

### §5.3.3 数值模拟

上节给出了系统的无病平衡点的局部渐近稳定和地方平衡点发生分岔的理论证明，本节将利用Matlab进行数值模拟，并分析疾病信息的传播率对平衡点稳定性的影响，以及时滞$\tau$的影响. 为了验证无病平衡点$E_0$ 稳定性，选择如下的参数$d = 0.002, \beta = 0.4$, $\mu_0 = 0.08$, $\mu = 0.2, \nu = 0.46, q = 0.6$, $\lambda = 0.2, \lambda_0 = 0.4$, $m_0 = 0.04, k = 0.5$, $\tau = 10$. 选取不同的初值，得到图5.3.4，易见所有的曲线都趋近于无病平衡点$E_0$，说明$E_0$ 是局部渐近稳定的.

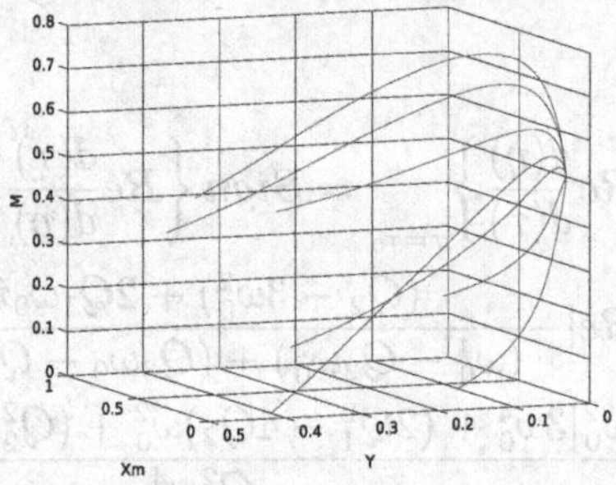


图 5.3.4: 当$\tau = 10$ 时，系统(5.3.3)的无病平衡点$E_0$的稳定性

接下来选取满足定理5.3.6的参数$d = 0.00004, \beta = 0.3$, $\mu_0 = 0.14, \mu = 0.35$, $\nu = 0.2, q = 0.15, \lambda = 0.019$, $\lambda_0 = 0.001, m_0 = 0.000005$, $k = 0.0003$. 经计算$\tau_0 = 30.12$. 分别令$\tau = 20, \tau = 25, \tau = 35, \tau = 40$ 来模拟正平衡点$E_*$的稳定性，得到图5.3.5和图5.3.6.

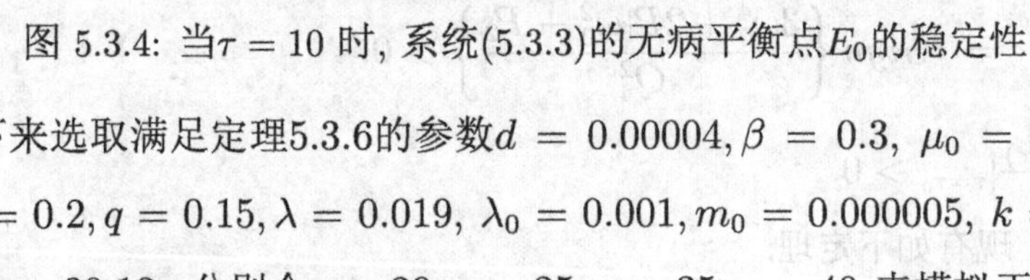

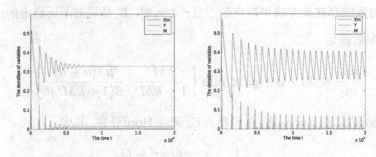


图 5.3.5: 当$\tau$ 分别等于20和40时，地方病平衡点$E_*$的稳定性

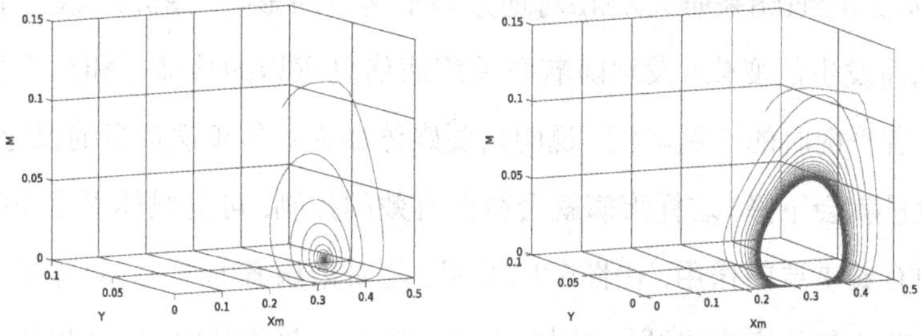


图 5.3.6: 当$\tau$ 分别等于25和35时, 地方病平衡点$E_*$的稳定性

如图5.3.5和图5.3.6所示, 当$\tau$小于$\tau_0$时, 曲线趋向于平衡点$E_*$, 此时$E_*$是稳定的. 但是如果$\tau > \tau_0$时, 曲线开始出现周期性的震荡, 产生Hopf分岔, 即感染者的人数有时候会很高, 有时候很低, 这样增大了传染病防治的难度, 说明时滞$\tau$在疾病的防治中有着关键性的作用.

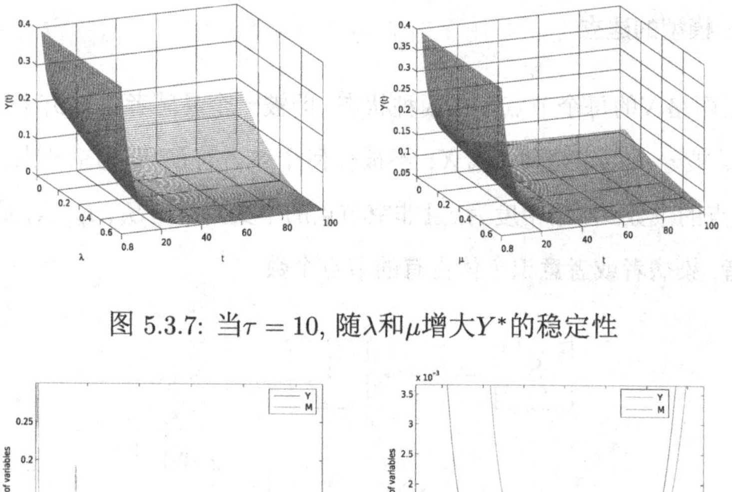


图 5.3.7: 当$\tau = 10$, 随$\lambda$和$\mu$增大$Y^*$的稳定性

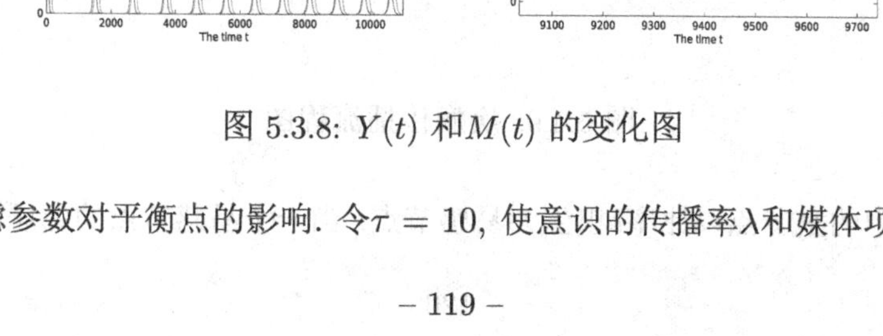

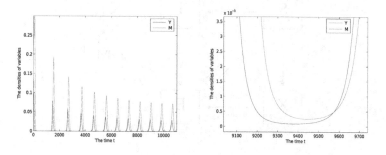


图 5.3.8: $Y(t)$ 和$M(t)$ 的变化图

考虑参数对平衡点的影响. 令$\tau = 10$, 使意识的传播率$\lambda$和媒体项目的贯彻

率$\mu$从0.05变化到0.8来研究$\lambda$和$\mu$对地方病平衡点的影响. 图5.3.7给出了$Y^*$ 随$\lambda$和$\mu$ 变化而发生的变化, 发现随着有关疾病信息意识的传播率和意识贯彻率的增大染病者平衡时的比例降低. 说明只要媒体加强对传染病信息的报道, 疾病感染者的数量就会下降, 这样疾病就会得到有效的控制, 可见媒体报道在疾病的防治过程中有着重要的作用. 由图5.3.7易见, 随着染病者的增大, 媒体报道所产生的意识活动的累计密度也开始增大. 当染病者达到最大值时, 媒体报道产生的意识活动的累计密度仍然在增加. 由于媒体对关于疾病的报道, 染病者的人数逐渐减少, 结果又导致染病者人数的增加. 图5.3.8给出了$Y(t)$和$M(t)$的变化动态, 说明了媒体报道的重要性和时滞的存在性影响.

## §5.4 网络上带有疾病信息意识的模型

### §5.4.1 模型的建立

假设网络$N$的每个节点存在四种状态, 即被一个易感者占有$S$; 被一个染病者占有$I$; 被一个意识个体占有$X$; 不被任何个体占有$E$, 即为空节点. $N_k$是度为$k$的节点的个数. 网络中度为$k$且非空节点的个数为$Q_k$. $S_k$, $I_k$, $X_k$是度为$k$且被易感者, 染病者或者意识个体占有的节点个数.

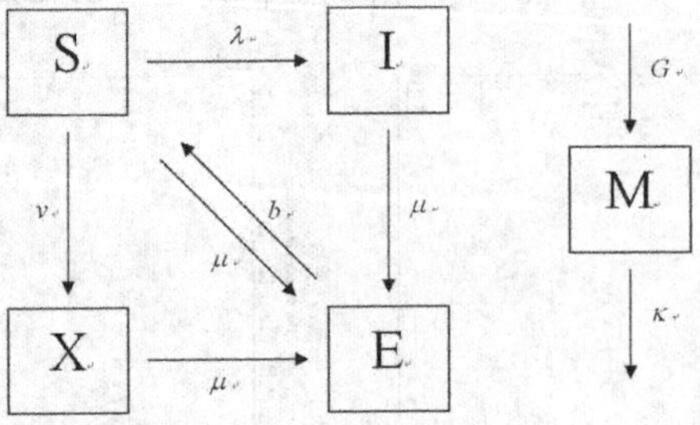


图 5.4.9: 疾病传播流程图

网络中的空节点以比率$b$出生为易感节点. 当一个易感节点的邻居节点上存

在染病节点时，易感节点被感染的概率为$\lambda$. $v$为易感节点通过媒体意识积累效果成为意识节点的概率. 被个体占有的节点以比率$\mu$死亡为空节点. 为了研究疾病信息意识在疾病传播中的作用，用$M$来代表媒体报道产生的意识信息积累量. 也就是说，$M$是一个将媒体报道影响力量化的一个量. 因为疾病会随着时间的变化而变化，所以媒体报道的影响力将会随着时间进行变化. 意识信息积累量的增加量为$G$，意识信息积累量随着时间消失的比率为$\mu_0$. 从图5.4.9，可以建立如下常微分方程模型：

$$\begin{cases} \frac{dS_k}{dt} = b\left(N_k - Q_k\right) - \lambda k S_k \Theta - v S_k M - \mu S_k, \\ \frac{dI_k}{dt} = \lambda k S_k \Theta - \mu I_k, \\ \frac{dX_k}{dt} = v S_k M - \mu X_k, \\ \frac{dM}{dt} = G - \mu_0 M. \end{cases} \tag{5.4.1}$$

本章将对比媒体报道产生的意识积累量的两种增长形式. 所以本章将对含有两种不同形式的$G$的模型进行分析. 一种$G$是常数(代表媒体持续不断报道)，另外一种是$G = g\sum\limits_{j=1}^{n} I_j$(代表媒体的报道随着疾病的发展而变化)，这里$n$是复杂网络$N$中度数最大的点的度，$g$是正的常数. $G = g\sum\limits_{j=1}^{n} I_j$ 的含义是意识积累的增长随着染病个体的数量变化而变化. 假设网络是不相关网络，则条件概率$p\left(j|\,k\right)$为一个给定的度为$k$的节点的一条边连向度为$j$的节点的概率为$jp\left(j\right)$，即与他自身节点的度$k$无关. $\rho_k$ 代表度为$k$的染病节点的密度，这里$\Theta$ 的表达式为

$$\Theta\left(t\right) = \frac{\sum\limits_{j=1}^{n} jp\left(j\right)\rho_k}{\sum\limits_{k=1}^{n} kp\left(k\right)} = \frac{\sum\limits_{j=1}^{n} jp\left(j\right) I_j/N_j}{\sum\limits_{k=1}^{n} kp\left(k\right)} = \frac{\sum\limits_{j=1}^{n} jI_j}{\sum\limits_{k=1}^{n} kN_k}. \tag{5.4.2}$$

根据$S_k+I_k+X_k = Q_k$，将(5.4.1)的前三个方程相加，进而取极限系统，则(5.4.1)可

化简为

$$
\begin{cases}
\frac{dS_k}{dt} = b\left(N_k - Q_k^*\right) - \lambda k S_k \Theta - v S_k M - \mu S_k, \\
\frac{dI_k}{dt} = \lambda k S_k \Theta - \mu I_k, \\
\frac{dM}{dt} = G - \mu_0 M,
\end{cases}
\tag{5.4.3}
$$

这里$Q_k^* = \frac{b}{b+\mu} N_k$. 因为(5.4.1) 和(5.4.3) 的动力学性态相同, 所以将在下文讨论(5.4.3)的动力学特点.

### §5.4.2 平衡点的存在性及基本再生数

首先分析系统(5.4.3)的无病平衡点. 将$I_k = 0$带入(5.4.2)和(5.4.3), 进而得到

$$
\Theta^0 = 0, \quad S_k^0 = \frac{\mu b N_k}{(b+\mu)\left(v M_0 + \mu\right)}.
$$

这里, 当$G$是常数时, $M_0 = \frac{G}{\mu_0}$; 当$G = g\sum\limits_{j=1}^{n} I_j$时, $M_0 = 0$. 因此, 当$G$是常数时, 无病平衡点$E^0$是

$$
S_k^0 = \frac{\mu b N_k}{(b+\mu)\left(\frac{vG}{\mu_0} + \mu\right)}, \quad I_k^0 = 0, \quad M_0 = \frac{G}{\mu_0}.
$$

因此, 当$G = g\sum\limits_{j=1}^{n} I_j$是常数时, 无病平衡点$E^0$是

$$
S_k^0 = \frac{b N_k}{b+\mu}, \quad I_k^0 = 0, \quad M_0 = 0.
$$

下面讨论正平衡点$E^*$的存在性. 根据(5.4.3)的前两个方程, 得到

$$
S_k = \frac{b\mu N_k}{\lambda k (b+\mu)\Theta + (b+\mu)(\mu + vM)}, I_k = \frac{\lambda k b \Theta N_k}{\lambda k (b+\mu)\Theta + (b+\mu)(\mu + vM)}.
$$

令

$$
\mathscr{F}_1(M, \Theta) = \lambda k b \Theta, \qquad \mathscr{F}_2(M, \Theta) = \lambda k (b+\mu)\Theta + (b+\mu)(\mu + vM).
$$

则

$$I_k = \frac{\mathscr{F}_1(M,\Theta)N_k}{\mathscr{F}_2(M,\Theta)}.$$

再由(5.4.2), 可以得到$\Theta(t)$的自相关方程为

$$\Theta(t) = \frac{1}{\langle k\rangle}\left\langle k\frac{\mathscr{F}_1(M,\Theta)}{\mathscr{F}_2(M,\Theta)}\right\rangle \equiv \mathscr{F}(\Theta(t)), \tag{5.4.4}$$

这里$\langle\cdot\rangle$是网络的平均度. 很明显, $\Theta(t)=0$是(5.4.4)的一个零解. 如果存在一个非零解$\Theta(t)>0$, 那么它必须满足

$$\left.\frac{d\mathscr{F}}{d\Theta}\right|_{\Theta=0} > 1.$$

当$G$ 是常数时, 有

$$\left.\frac{d\mathscr{F}}{d\Theta}\right|_{\Theta=0} = \frac{1}{\langle k\rangle}\left\langle\frac{\lambda bk^2}{(b+\mu)\left(v\frac{G}{\mu_0}+\mu\right)}\right\rangle > 1.$$

令$\lambda_C$是满足上式的$\lambda$的最小值, 则

$$\lambda_C = \frac{\langle k\rangle}{\langle k^2\rangle}\frac{(b+\mu)\left(v\frac{G}{\mu_0}+\mu\right)}{b}.$$

当$G = g\sum\limits_{j=1}^{n} I_j$时, 得到

$$\frac{d\mathscr{F}}{d\Theta} = \frac{1}{\langle k\rangle}\left\langle k\frac{\left(\frac{\partial\mathscr{F}_1}{\partial M}\cdot\frac{dM}{d\Theta}+\frac{\partial\mathscr{F}_1}{\partial\Theta}\right)\mathscr{F}_2-\left(\frac{\partial\mathscr{F}_2}{\partial M}\cdot\frac{dM}{d\Theta}+\frac{\partial\mathscr{F}_2}{\partial\Theta}\right)\mathscr{F}_1}{\mathscr{F}_2^2}\right\rangle,$$

化简得到

$$\left.\frac{d\mathscr{F}}{d\Theta}\right|_{\Theta=0} = \frac{1}{\langle k\rangle}\left\langle\frac{k^2b\lambda}{\mu(b+\mu)}\right\rangle > 1.$$

则

$$\lambda_C = \frac{\langle k\rangle}{\langle k^2\rangle}\frac{\mu(b+\mu)}{b}.$$

所以当$\lambda_C>1$时, 正平衡点$E^*$存在. 定义

$$\Gamma = \begin{pmatrix} \frac{\lambda 1^2 S_1^0}{\sum\limits_{k=1}^{n} kN_k} & \cdots & \frac{\lambda 1\cdot nS_1^0}{\sum\limits_{k=1}^{n} kN_k} \\ \vdots & \ddots & \vdots \\ \frac{\lambda n\cdot 1S_n^0}{\sum\limits_{k=1}^{n} kN_k} & \cdots & \frac{\lambda n\cdot nS_n^0}{\sum\limits_{k=1}^{n} kN_k} \end{pmatrix}_{n\times n}, \Sigma = \begin{pmatrix} -\mu & \cdots & 0 \\ \vdots & \ddots & \vdots \\ 0 & \cdots & -\mu \end{pmatrix}_{n\times n}.$$

因此下一代再生矩阵$K_L$为

$$K_L = -\Gamma\Sigma^{-1} = \begin{pmatrix} \frac{\lambda 1^2 S_1^0}{\mu \sum\limits_{k=1}^{n} kN_k} & \cdots & \frac{\lambda 1\cdot nS_1^0}{\mu \sum\limits_{k=1}^{n} kN_k} \\ \vdots & \ddots & \vdots \\ \frac{\lambda n\cdot 1S_n^0}{\mu \sum\limits_{k=1}^{n} kN_k} & \cdots & \frac{\lambda n\cdot nS_n^0}{\mu \sum\limits_{k=1}^{n} kN_k} \end{pmatrix}_{n\times n}.$$

进而计算$K_L$的最大特征根, 即为基本再生数$R_0$. 由于$K_L$的所有行都成比例, 所以$K_L$ 有$m-1$个特征值为0. 引入正特征向量$w=(1,2,\ldots,n)$, 则能够证明

$$wK_L = wR_0, \quad 这里 \quad R_0 = \frac{\sum\limits_{j=1}^{n} \lambda S_j^0 j^2}{\mu \sum\limits_{k=1}^{n} kN_k},$$

$R_0$ 即为$K_L$的最大特征值. 当$G$是常数时,

$$R_0 = \frac{\langle k^2\rangle}{\langle k\rangle} \frac{\lambda b}{(b+\mu)\left(v\frac{G}{\mu_0}+\mu\right)}, \quad 则 \quad \lambda_C = \frac{\langle k\rangle}{\langle k^2\rangle} \frac{(b+\mu)\left(v\frac{G}{\mu_0}+\mu\right)}{b}.$$

当$G = g\sum\limits_{j=1}^{n} I_j$,

$$R_0 = \frac{\langle k^2\rangle}{\langle k\rangle} \frac{\lambda b}{\mu(b+\mu)}, \quad 则 \quad \lambda_C = \frac{\langle k\rangle}{\langle k^2\rangle} \frac{\mu(b+\mu)}{b}.$$

在这两种情况中$\lambda_C$和前文计算是一致的.

### §5.4.3 模型的动力学分析

首先讨论模型(5.4.3)的最大不变集. 将方程组(5.4.3)的前两个方程相加, 则

$$\frac{d(S_k+I_k)}{dt} \le b\frac{\mu}{b+\mu}N_k - \mu(S_k+I_k) \Rightarrow S_k+I_k \le \frac{bN_k}{b+\mu}.$$

当$G$时常数时, 得到

$$M \le \frac{G}{\mu_0}, \quad 和 \quad S_k \le \frac{\mu b N_k}{(b+\mu)\left(v\frac{G}{\mu_0}+\mu\right)} := S_k^0.$$

所以$\Omega = \{(S_1, I_1, \ldots, S_n, I_n, M) \in \mathbb{R}^{2n+1} | S_k \le S_k^0, S_k + I_k \le \frac{bN_k}{b+\mu}, M \le \frac{G}{\mu_0}\}$是方程组(5.4.3)的最大不变集.

当$G = g\sum\limits_{j=1}^{n} I_j$, 得到

$$M \le \frac{gb}{\mu_0 (b+\mu)} \sum_{j=1}^{n} N_j := M_0, \quad 和 \quad S_k \le \frac{bN_k}{b+\mu} = S_k^0.$$

$\Omega = \left\{(S_1, I_1, \ldots, S_n, I_n, M) \in \mathbb{R}^{2n+1} | S_k \le \frac{bN_k}{b+\mu}, S_k + I_k \le \frac{bN_k}{(b+\mu)}, M \le M_0\right\}$是方程组(5.4.3)的一个最大不变集, 因此将在$\Omega$内部来讨论系统(5.4.3)解的动力学性态.

**定理 5.4.1** 当$R_0 < 1$时, 则

$(a)$系统(5.4.3) 的无病平衡点局部渐近稳定, 否则当$R_0 > 1$时, 无病平衡点不稳定;

$(b)$ 系统(5.4.3)的无病平衡点在区域$\Omega$内全局渐近稳定.

**证明:** $(a)$ 为了叙述方便, 在下面的证明中记$C = \sum\limits_{k=1}^{n} kN_k$.

当$G$是常数时, 无病平衡点$E^0$的Jacobin矩阵为

$$J|_{E^0} = \begin{pmatrix} -\mu - v\frac{G}{\mu_0} & -\frac{\lambda S_1^0}{C} & \cdots & 0 & -n\frac{\lambda S_1^0}{C} & -vS_1^0 \\ 0 & \frac{\lambda S_1^0}{C} - \mu & \cdots & 0 & n\frac{\lambda S_1^0}{C} & 0 \\ \vdots & \vdots & \ddots & \vdots & \vdots & \vdots \\ 0 & -\frac{\lambda n S_n^0}{C} & \cdots & -\mu - v\frac{G}{\mu_0} & -n\frac{\lambda n S_n^0}{C} & -vS_n^0 \\ 0 & \frac{\lambda n S_n^0}{C} & \cdots & 0 & n\frac{\lambda n S_n^0}{C} - \mu & 0 \\ 0 & 0 & \cdots & 0 & 0 & -\mu_0 \end{pmatrix}.$$

矩阵$J|_{E^0}$有$n$个特征值等于$-\mu - v\frac{G}{\mu_0}$和一个特征值为$-\mu_0$, 剩下的$n$个特征值满足

$$F_1 = \begin{pmatrix} \frac{\lambda S_1^0}{C} - \mu & \cdots & n\frac{\lambda S_1^0}{C} \\ \vdots & \ddots & \vdots \\ \frac{\lambda n S_n^0}{C} & \cdots & n\frac{\lambda n S_n^0}{C} - \mu \end{pmatrix}_{n\times n}.$$

当$G=g\sum\limits_{j=1}^{n}I_j$时, 无病平衡点$E^0$的Jacobin矩阵为

$$J|_{E^0}=\begin{pmatrix} -\mu & -\frac{\lambda S_1^0}{C} & \cdots & 0 & -n\frac{\lambda S_1^0}{C} & -vS_1^0 \\ 0 & \frac{\lambda S_1^0}{C}-\mu & \cdots & 0 & n\frac{\lambda S_1^0}{C} & 0 \\ \vdots & \vdots & \ddots & \vdots & \vdots & \vdots \\ 0 & -\frac{\lambda n S_n^0}{C} & \cdots & -\mu & -n\frac{\lambda n S_n^0}{C} & -vS_n^0 \\ 0 & \frac{\lambda n S_n^0}{C} & \cdots & 0 & n\frac{\lambda n S_n^0}{C}-\mu & 0 \\ 0 & g & \cdots & 0 & g & -\mu_0 \end{pmatrix}.$$

矩阵$J|_{E^0}$有$n$个特征值为$-\mu$, 剩下的$n+1$个特征值满足

$$F_2=\begin{pmatrix} F_1 & 0 \\ \zeta & -\mu_0 \end{pmatrix},$$

这里$\zeta=(g,g,\ldots,g)$. 所以$F_2$ 的一个特征值为$-\mu_0$, 剩下的$n$个特征值满足$F_1$. 通过行列式变化, $F_1$ 的特征多项式为

$$|\eta E-F_1|=\left(\eta+\mu-\frac{1}{C}\sum_{j=1}^{n}\lambda j^2S_j^0\right)(\eta+\mu)^{n-1}.$$

所以$F_1$ 的$n-1$个特征值为$-\mu$, 还有一个特征值为$-\mu+\frac{1}{C}\sum\limits_{j=1}^{n}\lambda j^2S_j^0$. 则

$$-\mu+\frac{1}{C}\sum_{j=1}^{n}\lambda j^2S_j^0\le 0\Leftrightarrow R_0\le 1.$$

很明显, 当$R_0<1$时, 矩阵$J|_{E^0}$所有的特征值都具有负实部. 当$R_0>1$时, 矩阵$J|_{E^0}$ 存在一个特征值具有正实部. 所以$(a)$被证明.

$(b)$ 上一节中, 已经证明存在一个正的特征向量$w=(w_1,w_2,\ldots,w_m)$, 使得$wK_L=wR_0$. 这里考虑Lyapunov函数

$$V=\sum_{k=1}^{n}\frac{w_k}{\mu}I_k.$$

进而, 得到

$$\begin{aligned} V' &= \sum_{k=1}^{n} \frac{w_k}{\mu} I_k' = \sum_{k=1}^{n} \frac{w_k}{\mu} \left[\lambda k S_k \Theta - \mu I_k\right] \le \sum_{k=1}^{n} \frac{w_k}{\mu} \left[\lambda k S_k^0 \Theta - \mu I_k\right] \\ &= \sum_{k=1}^{n} w_k \left[\lambda k S_k^0 \frac{\sum\limits_{j=1}^{n} j I_j}{\mu \sum\limits_{l=1}^{n} l N_l} - I_k\right] = w\left(K_L \bar{I} - \bar{I}\right) \\ &= (R_0 - 1)\, w\bar{I} < 0, \quad 若 \quad R_0 < 1. \end{aligned}$$

这里$\bar{I} = (I_1, I_2, \ldots, I_n)^T$. 若$R_0 = 1$, 则$V' = 0$, 进而有

$$\sum_{k=1}^{n} \frac{w_k}{\mu} \lambda k S_k \Theta = \sum_{k=1}^{n} w_k I_k. \tag{5.4.5}$$

如果至少存在一个$k = 1, 2, \ldots, n$, $S_k \neq S_k^0$, 则

$$\sum_{k=1}^{n} \frac{w_k}{\mu} \lambda k S_k \Theta < \sum_{k=1}^{n} w_k \left[\lambda k S_k^0 \frac{\sum\limits_{j=1}^{n} j I_j}{\mu \sum\limits_{l=1}^{n} l N_l}\right] = w K_L \bar{I} = w R_0 \bar{I} = w\bar{I},$$

进而(5.4.5)存在唯一的零解$\bar{I} = 0$. 所以$V = 0$ 当且仅当(i) $\bar{I} = 0$ 或者(ii) $S_k = S_k^0$. 能够证明对于$V' = 0$, $\{E^0\}$是唯一的紧的不变集. 因此根据LaSalle不变集原理, 系统(5.4.3)的无病平衡点$E^0$ 在$\Omega$内且$R_0 < 1$时, 是全局渐近稳定的.

**定理 5.4.2** 若$R_0 > 1$, 系统(5.4.3)的正平衡点$E^*$ 是局部渐近稳定的.

**证明:** 下面利用符号矩阵的理论来完成证明. 在前面我们得到当$R_0 > 1$时, 正平衡点$E^* = (S_1^*, I_1^*, \ldots, S_n^*, I_n^*, M^*)$存在. 令$x_k = S_k - S_k^*$, $y_k = I_k - I_k^*$, $z = M - M^*$, 则

$$\Theta = \frac{\sum\limits_{j=1}^{n} j I_j}{\sum\limits_{k=1}^{n} k N_k} = \frac{\sum\limits_{j=1}^{n} j y_j}{\sum\limits_{k=1}^{n} k N_k} + \frac{\sum\limits_{j=1}^{n} j I_j^*}{\sum\limits_{k=1}^{n} k N_k} \equiv \theta + \Theta^*.$$

系统(5.4.3)在$E^*$的线性系统为

$$\begin{cases} \frac{dx_k}{dt} = -\left(\lambda k\Theta^* + vM^* + \mu\right) x_k - \lambda k\theta S_k^* - vzS_k^*, \\ \frac{dy_k}{dt} = \lambda k\Theta^* x_k + \lambda k\theta S_k^* - \mu y_k, \\ \frac{dz}{dt} = G - \mu_0\left(z + M^*\right), \end{cases} \tag{5.4.6}$$

从(5.4.6)的第二个方程和(5.4.2)得到

$$\frac{d\theta}{dt} = \frac{\lambda\Theta^*}{C}\sum_{k=1}^{n} k^2 x_k,$$

这里$\frac{\lambda}{C}\sum\limits_{k=1}^{n} k^2 S_k^* - \mu = 0$. 考虑线性系统

$$\frac{d}{dt}\chi = A\chi,$$

这里$\chi = (x_1, y_1, \ldots, x_n, y_n, \theta, z)^T$, 当$G$ 是常数时,

$$A = \begin{pmatrix} -\mu - \lambda\Theta^* - vM^* & \cdots & 0 & -\lambda S_1^* & -vS_1^* \\ \vdots & \ddots & \vdots & \vdots & \vdots \\ 0 & \cdots & -\mu - \lambda n\Theta^* - vM^* & -\lambda nS_n^* & -vS_n^* \\ \frac{\lambda\Theta^*}{C} & \cdots & \frac{n^2\lambda\Theta^*}{C} & 0 & 0 \\ 0 & \cdots & 0 & 0 & -\mu_0 \end{pmatrix},$$

当$G = g\sum\limits_{j=1}^{n} I_j = g\left(\sum\limits_{j=1}^{n} y_j + \sum\limits_{j=1}^{n} I_j^*\right)$时,

$$A = \begin{pmatrix} -\mu - \lambda\Theta^* - vM^* & \cdots & 0 & -\lambda S_1^* & -vS_1^* \\ \vdots & & \vdots & & \vdots \\ 0 & \cdots & -\mu - \lambda n\Theta^* - vM^* & -\lambda S_n^* & -vS_n^* \\ \frac{\lambda\Theta^*}{C} & \cdots & \frac{n^2\lambda\Theta^*}{C} & 0 & 0 \\ 0 & \cdots & 0 & 0 & -\mu_0 \end{pmatrix}.$$

在上面的两种情况下, 可以发现$A = (a_{ij})$满足: (i)对每一个$i$, $a_{ii} \le 0$且对某些$i$, $a_{ii} < 0$; (ii)对每一个$i \ne j$, 都有$a_{ij}a_{ji} \le 0$; (iii)矩阵$A \in \mathbb{R}^{(2n+2)\times(2n+2)}$所对

应的矩阵不存在步长大于2的环; (iv)矩阵$A$所对应的图不能通过颜色测试[157, 158], 因为$A$只有一个白色且$\det A \neq 0$; 所以$A$满足[158]中的定理1的条件, 所以$A$是符号稳定的[158, 159], 也就是说$A$的所有特征值都具有负实部. 所以$E^*$是局部渐近稳定的.

**定理 5.4.3** 当$G$是一个常数且$R_0 > 1$时, 系统(5.4.3)的正平衡点是全局渐近稳定的.

**证明:** 因为$G$ 是常数, 对(5.4.3)取极限系统得到

$$\begin{cases} \frac{dS_k}{dt} = b\left(N_k - Q_k^*\right) - \lambda k S_k \Theta - v S_k, \frac{G}{\mu_0} - \mu S_k, \\ \frac{dI_k}{dt} = \lambda k S_k \Theta - \mu I_k. \end{cases} \quad . \tag{5.4.7}$$

考虑下面的两个矩阵

$$\bar{\varphi} = \begin{pmatrix} \frac{\lambda S_1^* I_1^*}{C} & 2\frac{\lambda S_1^* I_2^*}{C} & \cdots & n\frac{\lambda S_1^* I_n^*}{C} \\ \frac{2\lambda S_2^* I_1^*}{C} & 2\frac{2\lambda S_2^* I_2^*}{C} & \cdots & n\frac{2\lambda S_2^* I_n^*}{C} \\ \vdots & \vdots & \ddots & \vdots \\ \frac{n\lambda S_n^* I_1^*}{C} & 2\frac{n\lambda S_n^* I_2^*}{C} & \cdots & n\frac{n\lambda S_n^* I_n^*}{C} \end{pmatrix},$$

$$\bar{B} = \begin{pmatrix} \sum\limits_{l \neq 1} l\frac{\lambda S_1^* I_l^*}{C} & -2\frac{\lambda S_1^* I_2^*}{C} & \cdots & -n\frac{\lambda S_1^* I_n^*}{C} \\ -\frac{2\lambda S_2^* I_1^*}{C} & \sum\limits_{l \neq 2} l\frac{2\lambda S_2^* I_l^*}{C} & \cdots & -n\frac{2\lambda S_2^* I_n^*}{C} \\ \vdots & \vdots & \ddots & \vdots \\ -\frac{n\lambda S_n^* I_1^*}{C} & -2\frac{n\lambda S_n^* I_2^*}{C} & \cdots & \sum\limits_{l \neq n} l\frac{n\lambda S_n^* I_l^*}{C} \end{pmatrix}.$$

因为$\bar{\varphi}$中的所有元素皆为正, 所以$\bar{\varphi}$所对应的图是强连通的, 所以$\bar{\varphi}$是不可约矩阵, 进而$\bar{\varphi}$的Laplacian矩阵$\bar{B}$也是不可约的. 令$\omega_k$为矩阵$\bar{B}$的第$k$个对角线元素的余子式, Li 在[133]中的性质2.1也进行过类似的定义, 则对于所有$k = 1, 2, \ldots, m$, $\omega_k > 0$.

考虑下面的函数

$$V=\sum_{k=1}^{n}\omega_k V_k,$$

这里$V_k=(S_k-S_k^*\ln S_k)+(I_k-I_k^*\ln I_k)$. 利用平衡点方程, 对$V_k$关于(5.4.7)求导得到

$$\begin{aligned}V_k' &= \left(\mu+v\frac{G}{\mu_0}\right)S_k^*\left(2-\frac{S_k}{S_k^*}-\frac{S_k^*}{S_k}\right)\\&\quad+\left(2\lambda kS_k^*\Theta^*-\frac{S_k^*}{S_k}\lambda kS_k^*\Theta^*-\frac{I_k^*}{I_k}\lambda kS\Theta-\mu I_k+\lambda kS_k^*\Theta\right)\\&\le \sum_{j=1}^{n}\frac{\lambda jk}{C}S_k^*I_j^*\left(2-\frac{S_k^*}{S_k}-\frac{S_kI_jI_k^*}{S_k^*I_j^*I_k}-\frac{I_k}{I_k^*}+\frac{I_j}{I_j^*}\right).\end{aligned}$$

因为$\frac{S_k^*}{S_k}+\frac{S_k}{S_k^*}\ge 2$, 当且仅当$S_k=S_k^*$时, 等号成立. 令

$$\varphi_{kj}=\frac{\lambda kj}{C}S_k^*I_j^*,\quad F_{kj}=2-\frac{S_k^*}{S_k}-\frac{S_kI_jI_k^*}{S_k^*I_j^*I_k}+\frac{I_j}{I_j^*}-\frac{I_k}{I_k^*},$$

$$\Upsilon_k\left(I_k\right)=-\frac{I_k}{I_k^*}+\ln\frac{I_k}{I_k^*},\quad 和\quad \Psi\left(a\right)=1-a+\ln a,$$

这里$\Psi(a)\le 0$对于任意的$a>0$ 且当$a=1$时等号成立. 进而

$$\begin{aligned}F_{kj} &= \Upsilon_k\left(I_k\right)-\Upsilon_j\left(I_j\right)+\Psi\left(\frac{S_k^*}{S_k}\right)+\Psi\left(\frac{S_kI_jI_k^*}{S_k^*I_j^*I_k}\right)\\&\le \Upsilon_k\left(I_k\right)-\Upsilon_j\left(I_j\right).\end{aligned}$$

所以$V_k$, $F_{kj}$, $\Upsilon_k$, $\varphi_{kj}$满足[133]中的定理3.1和推论3.3 的条件, 因此函数$V=\sum\limits_{k=1}^{n}\omega_kV_k$是系统(5.4.7)的Lyapunov函数, 也就是说对$(S_1,I_1,\ldots,S_n,I_n)\in\Omega$都有$V'\le 0$. 所以利用[133–136]中相同的理论得出$E^*$是当$V'=0$时的最大不变集. 根据LaSalle不变集原理, $E^*$在$\Omega$内是全局渐近稳定的.

### §5.4.4 数值模拟与分析结果

这里的数值模拟基于度分布为$p(k)=(\gamma-1)\,m^{\gamma-1}k^{-\gamma}$ 的BA网络, 这里$N=10000$. 当$R_0>1$时参数和初值取为$b=0.4$, $\mu=0.02$, $n=100$, $v=0.01$,

$\lambda = 0.02$, $\gamma = 3$, $\mu_0 = 0.3$, $\frac{S_k(0)}{N_k} = 0.999$, $\frac{I_k(0)}{N_k} = 0.001$, $\frac{X_k(0)}{N_k} = 0$, $M(0) = 0$. 当$R_0 < 1$, 参数和初值取为$b = 0.4$, $\mu = 0.06$, $n = 100$, $v = 0.01$, $\lambda = 0.005$, $\gamma = 3$, $\mu_0 = 0.3$, $\frac{S_k(0)}{N_k} = 0.5$, $\frac{I_k(0)}{N_k} = 0.5$, $\frac{X_k(0)}{N_k} = 0$, $M(0) = 0$.

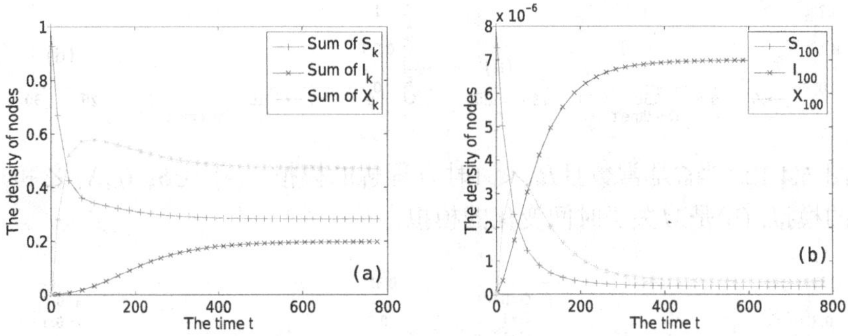


图 5.4.10: 当$G$是常数, $R_0 > 1$, $m = 2$时, 方程解的模拟. (a)是$S_k$,$I_k$,$X_k$之和的模拟; (b)是$S_{100}$, $I_{100}$ 和$X_{100}$的模拟.

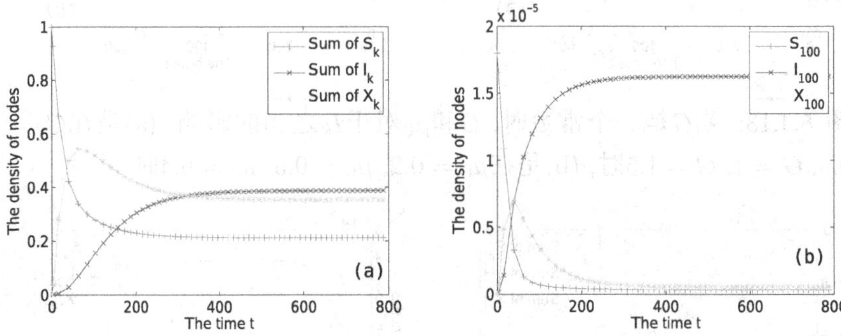


图 5.4.11: 当$G$是常数, $R_0 > 1$, $m = 3$ 时, 方程解的模拟. (a)是$S_k$,$I_k$,$X_k$之和的模拟; (b)是$S_{100}$, $I_{100}$和$X_{100}$的模拟.

首先对$G$为常数时进行模拟, 取$G = 1$, 图5.4.10和图5.4.11给出了系统(5.4.1)当$R_0 > 1$时的模拟结果. 图5.4.10给出的是$m = 2$, $R_0 = 2.88$的模拟结果, 而图5.4.11中给出的是$m = 3$, $R_0 = 3.89$的模拟. 在图5.4.12中给出的是当$R_0 < 1$, $m = 2$ 的模拟. 图5.4.13中描绘的是当$R_0 > 1$时, $G$和$\mu_0$对$R_0$的影响.

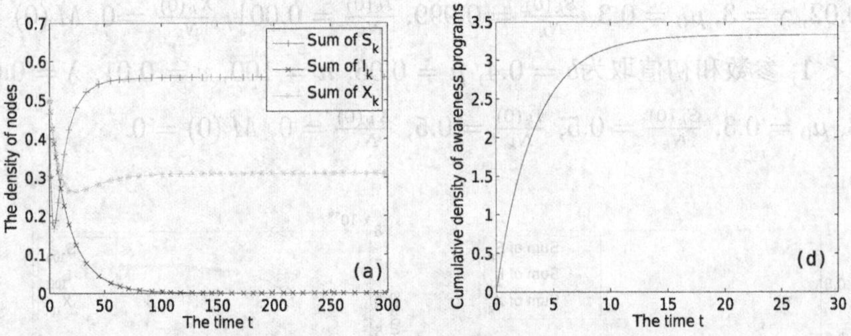


图 5.4.12: 当$G$是常数且$R_0 < 1$时方程解的模拟. (a) 是$S_k$,$I_k$,$X_k$之和的模拟; (b)是$M$关于时间变化的模拟.

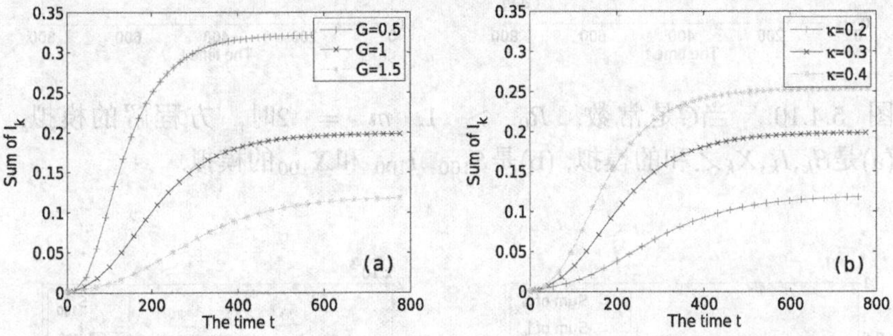


图 5.4.13: 当$G$是一个常数时, $G$和$\mu_0$对于$I_k$之和的影响. (a)是在$G = 0.5$, $G = 1$, $G = 1.5$时; (b)是在$\mu_0 = 0.2$, $\mu_0 = 0.3$, $\mu_0 = 0.4$时.

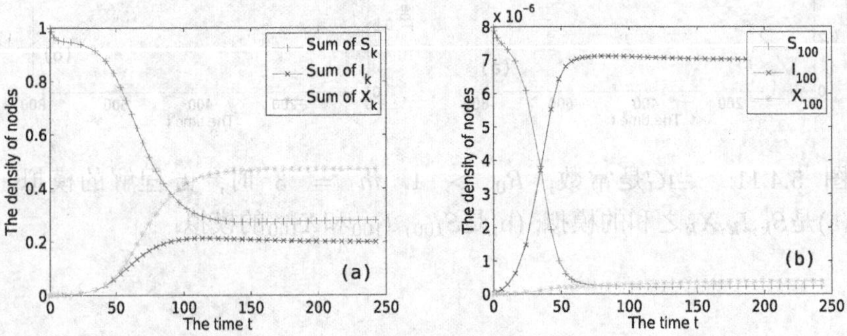


图 5.4.14: 当$G$不是常数, $R_0 > 1$且$m = 2$时, 方程解的模拟. (a) $S_k$, $I_k$, $X_k$总和的模拟; (b)是$S_{100}$, $I_{100}$和$X_{100}$的模拟.

当$G = g\sum\limits_{j=1}^{n} I_j$时, 这里取$g = 0.0005$. 图5.4.14和图5.4.15中给出的是当$R_0 >$

1时, 系统(5.4.1)的模拟结果. 图5.4.14中的模拟的是当$m = 2$, $R_0 = 7.68$的模拟图, 而图5.4.15中给出的是$m = 3$, $R_0 = 10.38$的模拟图. 在图5.4.16中给出的是当$R_0 < 1$, $m = 2$的模拟图. 图5.4.17中给出的是当$m = 2$和$R_0 > 1$时, 参数$g$和$\mu_0$对于$I_k$之和的模拟图.

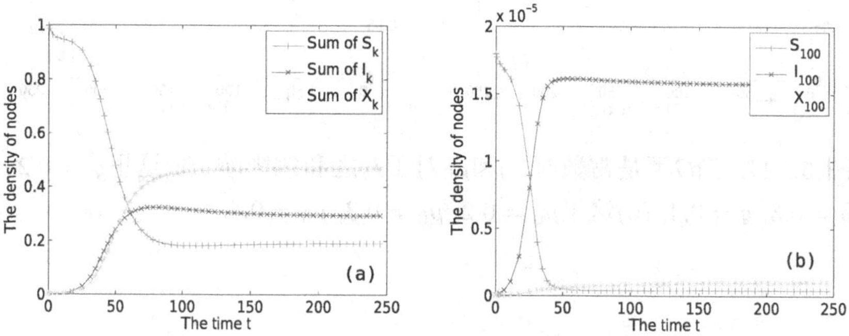


图 5.4.15: 当$G$不是常数, $R_0 > 1$且$m = 3$ 时, 方程解的模拟. (a) $S_k$, $I_k$, $X_k$总和的模拟; (b)是$S_{100}$, $I_{100}$和$X_{100}$的模拟.

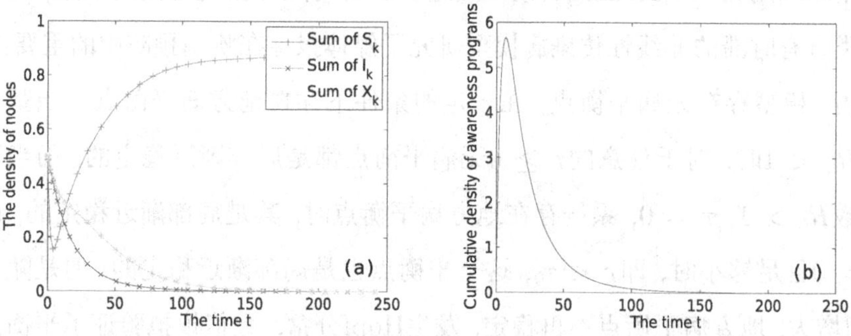


图 5.4.16: 当$G$不是常数, $R_0 < 1$, $m = 2$时, 对于方程解关于时间的模拟. (a) $S_k$, $I_k$, $X_k$总和的模拟; (b)是$M$关于时间变化的模拟.

从上面的数值模拟可以得出: 在两种$G$情况下, 媒体报道产生的疾病信息意识对于度数比较低的节点的效果更好; 随着$m$的增大, $R_0$也在增大; 当$G = g\sum\limits_{j=1}^{n} I_j$时, 随着$R_0$的增大, 疾病信息意识在疾病的控制方面有着显著的效果; 但是可以看出疾病信息意识能够有效的降低染病者的人数. 另外当$G$为常数时, 疾病信息意识将对$R_0$产生影响效果. 所以, 在这种情况下, 疾病信息意识能够降低疾病暴发的风险, 从而对疾病起到了预防的作用.

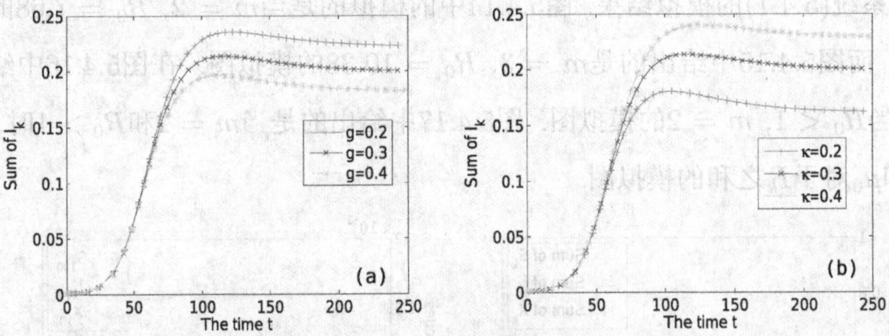


图 5.4.17: 当$G$不是常数时, $g$和$\mu_0$对于$I_k$之和的影响. (a)这里$g = 0.2$, $g = 0.3$, $g = 0.4$; (b)这里$\mu_0 = 0.2$, $\mu_0 = 0.3$, $\mu_0 = 0.4$.

## §5.5 本章小结

本章利用第二类Holling函数来描述易感者与媒体报道之间的联系, 通过建立一类含有时滞的非线性传染病模型研究了媒体报道在疾病预防中的重要作用. 分析得, 模型存在无病平衡点, 在一定的条件下存在地方病平衡点. 当基本再生数$R_0 < 1$时, 对于任意的$\tau \geq 0$无病平衡点都是局部渐近稳定的, 而当基本再生数$R_0 > 1$, $\tau = 0$, 系统存在地方病平衡点时, 其是局部渐近稳定的, 而且当$\tau > 0$且足够小时, 即$\tau < \tau_0$, 这个平衡点也是局部渐近稳定的, 但是随着时滞$\tau$的增大, 地方病平衡点不再稳定, 发生Hopf分岔. 数值模拟验证了平衡点的稳定性, 得出时滞的临界值为30.12. 数值模拟的结果说明, 如果想要减少感染者的比例, 可以加大媒体报道.

本章中讨论了两种意识积累的增长方式, 一种是常数增长, 一种是随着染病者个数的增长而增长. 研究发现当意识积累的增长是常数的时候, 意识效应对于疾病的预防有着明显的效果, 但是随着$R_0$ 的增大, 对于疾病的控制方面的效果则不足. 当意识积累的增长随着染病者个数的变化而变化时, 情形刚好相反, 这时随着$R_0$的增大, 意识效应对于疾病的控制方面有着显著的效果, 但是对于疾病暴发前的预防则没有效果. 所以两种方法在疾病的预防和控制中应该统一起来.

最后, 通过对疾病信息意识效应关于复杂网络上疾病的传播进行建模与分析, 发现疾病信息意识对于度低的节点有着更好的疾病保护效果, 并且疾病信息意识的两种增长方式对于疾病的预防和控制是相互补充的. 研究发现疾病信息意识特别是对于度小的节点有着显著的疾病控制效果, 但是对于度高的节点, 则需要更多的研究方法.

# 第六章　行为滞后性影响的传染病模型

本章研究了人类行为改变滞后性影响的网络传染病模型. 建立了均匀网络上两种不同形式的滞后性函数: 连续型函数和不连续型函数, 分别研究了模型的无病平衡点和地方病平衡点的存在性条件和稳定性条件, 研究了模型的周期解和气泡分岔现象.

## §6.1　引言

过去几年里, 在网络传染病模型方面有很多工作, 这些工作主要集中在两种不同的网络模型: WS网络模型和BA网络模型. 在这些工作中, SIS模型又是人们经常考虑的. 在传染病模型中, 很多工作是关于时滞传染病模型的[160–167]. 在文献[86]中, 作者发现, 时滞的存在更有利于疾病的爆发和流行; 在文献[87]中, 作者发现由于时滞的出现会造成传染病的周期性流行, 即使传染率低于传染阈值, 较大的时滞会造成疾病的再次爆发; 在文献[168]中, 作者给出了信息的滞后性会诱导传染病的周期爆发.

实际上, 在传染病的爆发和传播中, 人们会因为得到疾病的信息而减少外出. 比如减少旅游、学校封校等. 另一方面, 政府部门从收集信息到发布信息会有滞后性. 基于上面的因素, 我们考虑了人类行为滞后性的网络传染病模型. 在本章中我们考虑了两种不同的影响函数, 一个是不连续的函数, 一个是连续的递减函数. 不连续的函数实际上是一个阶梯函数, 即假设当疾病暴发初起时, 人们的行为不会改变, 只有当染病者的数量达到一定的阈值时, 人们的行为会有突然的改变, 从而传染率变化到另外一个较低的值. 为了简单分析, 我们均采用双线性发生率. 通过理论分析和数值模拟, 我们发现对于不连续函数的情形, 一定条件下, 疾病会灭绝, 而当网络的平均度和时滞满足一定条件时, 会出现震荡的周期解. 对于连续函数的情形, 我们给出了地方病平衡点存在的条件, 全局稳定性的条件, 并给出了几个例子说明了简单的函数也会出现气泡分岔现象. 如图6.1.1给出了三种不同的分岔图.

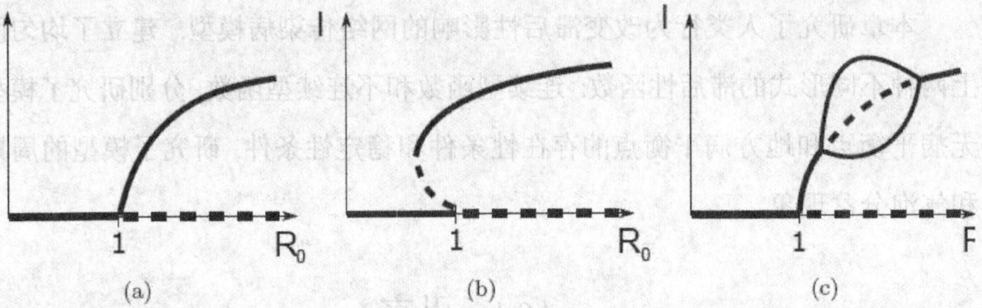


图 6.1.1: 常见的几种分岔图:(a)前向分岔(b)后向分岔(c)气泡分岔

本章的结果主要是基于文献[169–171], 其结构是这样的: 首先给出了背景介绍; 第二节建立了行为影响是不连续函数的网络模型, 证明了周期解的全局稳定性; 第三节给出行为影响是连续函数的传染病模型, 分析了动力学行为, 并给出了一些例子.

## §6.2 不连续函数的情形

### §6.2.1 模型的建立

考虑在均匀网络上的SIS模型, 利用平均场方法[37], 我们可以得到下面的模型:

$$\frac{dI(t)}{dt} = -\mu I(t) + \beta\langle k\rangle I(t)(1 - I(t)). \tag{6.2.1}$$

这里$I(t) \in [0,1]$表示$t$时刻染病结点的密度, 染病结点的恢复率为$\mu$, 方程(6.2.1)

的右端第二部分表示新感染的结点, 它是与传染率$\beta$, 结点的平均度$\langle k\rangle$, 任给一条边指向易感者结点的概率$1-I(t)$成正比的. 这里$\mu,\beta,\langle k\rangle$是正常数.

当人们得知疾病传播的信息时, 人类的行为会发生改变, 假设是服从下面的函数:

$$h(I)=\begin{cases}1, & I<p,\\ q, & I\geq p,\end{cases}$$

这里$0<p,q<1$. 如图6.2.2所示, 当染病者数量小于一个定值$I<p$, 个体的

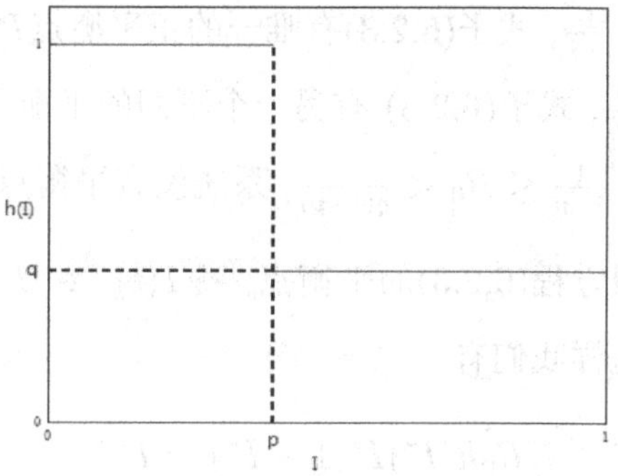


图 6.2.2: 函数$h(I)$的图像

行为不会改变, 其边数和往常一样, 仍然是$\langle k\rangle$; 当染病结点的密度超过某一个定值$I\geq p$, 个体的行为会降低到一个低的水平$q\langle k\rangle$. 假设这种改变会有一个时滞$\tau>0$, 这样我们得到一个右边不连续的传染病模型:

$$\frac{dI(t)}{dt}=-\mu I(t)+\beta\langle k\rangle h(I(t-\tau))I(t)(1-I(t)). \tag{6.2.2}$$

为了计算方便, 我们令$\tilde{I}(t)=I(\mu^{-1}t)$, 并仍用$I(t)$ 表示$\tilde{I}(t)$, 式子 (6.2.2)变成

$$\frac{dI(t)}{dt}=-I(t)+R_0h(I(t-\tau))I(t)(1-I(t)), \tag{6.2.3}$$

这里基本再生数$R_0=\frac{\beta\langle k\rangle}{\mu}$. 式子 (6.2.3)是一维时滞微分方程, 如果非线性项是非单调的, 则会产生复杂的动力学行为[162].

系统的相空间为$C = C([-\tau, 0], [0,1])$, 即定义在$[-\tau, 0]$, 值域为$[0,1]$的所有连续函数全体组成的巴拿赫空间, 考虑$C$上的上确界范数. 如果函数$I^{\varphi}$ : $[-\tau, \infty) \to \mathbb{R}$是解, 且满足$I_0^{\varphi} = \varphi$, 则此函数称为系统 (6.2.3) 满足初始条件$\varphi \in C$的解.

## §6.2.2 平衡点的结果

**定理 6.2.1** (a) 无病平衡点$I_0^* = 0$ 总存在,

(b) 当$1 < R_0 < \frac{1}{1-p}$, 式子(6.2.3)有唯一的正平衡点$I_1^*$,

(c) 当$R_0 \geq \frac{1}{q(1-p)}$, 式子(6.2.3) 有另一个不同的平衡点$I_2^*$,

(d) 当$R_0 \leq 1$ or $\frac{1}{1-p} \leq R_0 < \frac{1}{q(1-p)}$, 系统没有平衡点.

**证明:** 为了得到方程(6.2.3)的平衡点, 令$I(t) \equiv I(t-\tau) \equiv I^*$, 令方程(6.2.3)右端为零, 这样我们有

$$R_0 h(I^*) I^* (1 - I^*) = I^*. \tag{6.2.4}$$

$I^* = 0$为对应于无病平衡点的解. 如果$I^* \neq 0$, 根据(6.2.4), 我们有

$$R_0 h(I^*)(1 - I^*) = 1. \tag{6.2.5}$$

这个方程当$R_0 \leq 1$时没有正解. 如果$R_0 > 1$, 我们分两种情况: 如果$I^* < p$, 则$I^* = 1 - \frac{1}{R_0}$; 如果$I^* \geq p$, 则我们有$I^* = 1 - \frac{1}{qR_0}$, 为了满足$I_1^* < p$, 我们需要$1 - \frac{1}{R_0} < p$, 即有$R_0 < \frac{1}{1-p}$. 同样的$I_2^* \geq p$ 等价为$R_0 \geq \frac{1}{q(1-p)}$.

**定理 6.2.2** (a) 如果$R_0 < 1$, 则$I_0$ 是全局渐近稳定的. 如果$R_0 > 1$, 则$I_0$ 是不稳定的.

(b) 如果$1 < R_0 < \frac{1}{1-p}$, 则正平衡点$I_1^*$ 是全局渐近稳定的.

(c) 如果$R_0 > \frac{1}{q(1-p)}$, 则正平衡点$I_2^*$ 是全局渐近稳定的.

**证明:** 如果$R_0 < 1$, (a) 情形很容易从下面的式子判断

$$\frac{dI(t)}{dt} \leq I(t)[R_0 - 1]. \tag{6.2.6}$$

由于

$$\frac{dI(t)}{dt} = I(t)[R_0 - 1] \tag{6.2.7}$$

是原系统在零点附近的线性系统，这样当$R_0 > 1$时无病平衡点是不稳定的.

接下来假设$1 < R_0 < \frac{1}{1-p}$. 为了证明(b)，我们首先知道对所有的解$I\left(t\right)$，都有

$$I^{\infty} = \limsup_{t \to \infty} I(t) \leq I_1^*.$$

事实上，如果对某个$t \geq 0$，有$I\left(t\right) > I_1^* = 1 - \frac{1}{R_0}$，则

$$R_0 h\left(I\left(t-\tau\right)\right)\left(1-I(t)\right) < 1,$$

和

$$I'(t) = I(t)\Big(-1 + R_0 h\left(I\left(t-\tau\right)\right)\left(1-I(t)\right)\Big) < 0.$$

这样$I\left(t\right)$在$t$处是严格递减的. 这表明如果对某个$t_0 \geq 0$，有$I\left(t_0\right) \leq I_1^*$，则对所有$t \geq t_0$，都有$I\left(t\right) \leq I_1^*$. 另外，如果对所有$t \geq 0$，有$I\left(t\right) > I_1^*$，则$I\left(t\right)$在$[0, \infty)$ 上严格递减. 容易看出$\lim_{t \to \infty} I'\left(t\right) = 0$，这样我们有$I^* = I_1^*$. 总之对系统(6.2.3)的所有解$I\left(t\right)$，都有$I^{\infty} \leq I_1^*$.

这样对任意非平凡解$I\left(t\right)$可得出存在$t_0$满足$I(t_0) \neq 0$，而当$t > t_0 - \tau$时，有$I(t) < p$. 在$(t_0, \infty)$上可得出其满足微分方程

$$\frac{dI(t)}{dt} = -I(t) + R_0 I(t)(1 - I(t)) \tag{6.2.8}$$

解方程(6.2.8)，我们有

$$I\left(t\right) = \frac{I\left(t_0\right)\left(R_0 - 1\right)}{I\left(t_0\right) R_0 + \left[\left(1 - I\left(t_0\right)\right) R_0 - 1\right] e^{-(R_0 - 1)(t - t_0)}}.$$

由于$I\left(t_0\right) \neq 0$，这样有$\lim_{t \to \infty} I\left(t\right) = 1 - \frac{1}{R_0} = I_1^*$. 同样的道理可以证明(c).

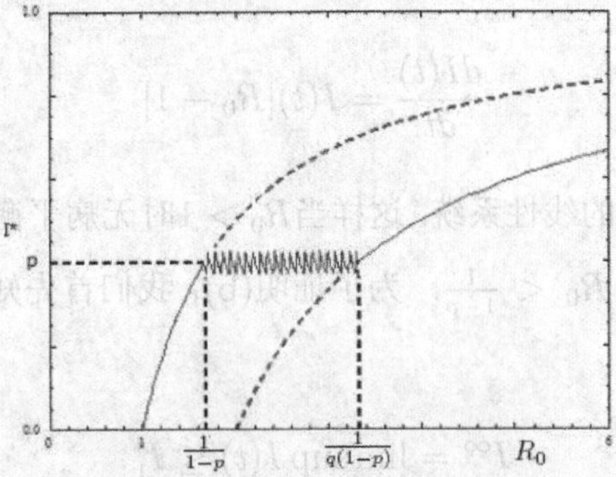


图 6.2.3: $I^*$和$R_0$的关系图

图6.2.3给出了$I^*$和$R_0$的关系. 从图中我们还可以看出网络结构对疾病传播的影响. 如果增加网络的平均度$\langle k\rangle$则$R_0$增加, 从而动力学性态将会从零平衡点变为正平衡点, 接着震荡, 然后变成另外一个正平衡点, 系统(6.2.3)将会经历不同的动力学行为.

### §6.2.3 周期解的分析

在本节中, 我们假设

$$\frac{1}{1-p} < R_0 < \frac{1}{q(1-p)}. \tag{6.2.9}$$

1. 延迟切换系统介绍

Sieber在文献[172]中给出了延迟切换系统的介绍, 延迟切换系统有如下形式

$$I'(t) = \begin{cases} f_1(I(t)), & \text{如果} g(I(t-\tau)) < 0, \\ f_2(I(t)), & \text{如果} g(I(t-\tau)) \geq 0, \end{cases}$$

这里$\tau > 0$, $f_1, f_2$为Lipschitz 连续. 切换函数$g$是一个分片光滑的Lipschitz 连续的, 并且有$g'(x) \neq 0$, 集合$\{I: g(I) = 0\}$称为切换流形.

系统(6.2.3)是下面的一种延迟切换系统

$$f_1(I) = -I + R_0 I(1-I), \quad f_2(I) = -I + qR_0 I(1-I)$$

切换函数为$g(I) = I - p$. 集合$\{p\}$ 为切换流形. 令$\Phi_j$ 为对应的常微分方程$I'(t) = f_j(I(t))$, $j \in \{1,2\}$的流. 简单的计算可以得出

$$\Phi_1(t,I) = \frac{I(R_0-1)}{IR_0 + [(1-I)R_0 - 1]e^{-(R_0-1)t}} \tag{6.2.10}$$

和

$$\Phi_2(t,I) = \begin{cases} \frac{I(qR_0-1)}{IqR_0+[(1-I)qR_0-1]e^{-(qR_0-1)t}}, & \text{如果} qR_0 \neq 1, \\ \frac{I}{It+1} & \text{其他}. \end{cases} \tag{6.2.11}$$

关于解的性态, 我们有下面的结果:

**定理 6.2.3** 如果$I(t)$是系统(6.2.3)的解, 并且对所有$t \in (T_1, T_2)$, 都有$T_2 > T_1 \geq 0$ 和$I(t-\tau) < p$, 则我们对所有$t \in [T_1, T_2]$ 都有$I(t) = \Phi_1(t - T_1, I(T_1))$. 同样的, 如果$I(t-\tau) \geq p$, 则$I(t) = \Phi_2(t - T_1, I(T_1))$.

2. 震荡解

**定理 6.2.4** 如果条件(6.2.9)满足, 则对于所有系统(6.2.3)的非平凡解都会围绕$p$ 震荡.

**证明:** 用反正法, 假设不成立. 要么存在$T_1$, 当$t > T_1$ 时有$I(t) \geq p$, 要么存在$T_2$, 使得当$t > T_2$ 时有$I(t) \leq p$.

如果存在$T_1$, 当$t > T_1$时有$I(t) \geq p$, 则对所有$t > T_1 + \tau$, 都有

$$I'(t) = I(t)(-1 + R_0 q(1 - I(t))) < I(t)(-1 + R_0 q(1-p)) < 0$$

并且存在$I^* = \lim_{t\to\infty} I(t) \geq p$. 容易看出这种情况下$\lim_{t\to\infty} I'(t) = 0$, 并且$0 = I^*(-1 + R_0 q(1 - I^*))$, 即有$I^* = 1 - \frac{1}{qR_0}$ 是平衡点. 这和此情形下没有平衡点矛盾. 同理可以得出存在$T_2$, 使得当$t > T_2$时有$I(t) \leq p$.

如果能得出对所有$t > T_2$有$I(t) \leq p$, 则存在一个阈值$T_3$, 使得当对所有$t > T_3$时都有$I(t) < p$成立, 则完成定理证明. 假设上面的命题不成立, 则我们可以

发现对任意足够大的$t_k$, 使得$I(t_k)=p$. 如果$I(t_k-\tau)<p$, 则$I'$在$t_k$处连续并且有$I'(t_k)=0$, 但$h(I(t_k-\tau))=1$和

$$I'(t_k)=p(-1+R_0(1-p))\neq 0.$$

如果$I(t_k-\tau)=p$, 则积分后有

$$1=\frac{I(t_k)}{I(t_k-\tau)}=\exp\left\{\int_{t_k-\tau}^{t_k}[-1+R_0h(I(s-\tau))(1-I(s))]\,\mathrm{d}s\right\},$$

这表明指数中的积分必定为零. 然而当$I(s-\tau)<p$时, $R_0h(I(s-\tau))(1-I(s))-1\geq R_0(1-p)-1>0$. 但是$I(s-\tau)=p$意味着$I'(s-\tau)\neq 0$, 这样$I(s-\tau)=p$仅在一个零测集上成立, 从而积分为正, 不可能为零. 矛盾, 从而定理得证.

利用文献[160]给出的离散Lyapunov泛函方法, 可以得出系统的周期解, 这里我们来介绍一下. 对任意$\varphi\in C$, 如果当$s\in[-\tau,0]$时,$\varphi(s)\geq p$或$\varphi(s)\leq p$, 都记$sc(\varphi)=0$. 否则定义$sc(\varphi)=\sup\{k\in\mathbb{N}\backslash\{0\}:$存在严格递增序列$(s_i)_0^k\subseteq[-\tau,0]$满足$(\varphi(s_{i-1})-p)(\varphi(s_i)-p)<0\}$. 定义$V:C\to 2\mathbb{N}+1\cup\{\infty\}$满足

$$V(\varphi)=\begin{cases}sc(\varphi), & \text{如果}sc(\varphi)\text{奇数或无穷},\\ sc(\varphi)+1, & \text{如果}sc(\varphi)\text{偶数}.\end{cases}$$

可以断定$V$有下半连续的性质并且是一个Lyapunov泛函, 这里我们不再给出证明, 有兴趣的读者可以参考文献[161].

3. 周期解如果对所有$t\geq 0$, 都有$V(I_t)=1$, 则系统 (6.2.3)的解$I(t)$称为慢震荡解; 如果$V(I_t)>1$, 则称为快震荡解. 图6.2.4给出了构造周期解的示意图.

**定理 6.2.5** 令$p,q$和$R_0$是由条件(6.2.9)给出, 则对任意$\tau>0$, 系统 (6.2.3)存在唯一的慢震荡周期解$I^\tau(t)$, 其最小正周期为$T(\tau)=2\tau+\nu_1(\tau)+\nu_2(\tau)$, 这里

$$\nu_1(\tau)=\begin{cases}\frac{1}{qR_0-1}\ln\left(\frac{(qR_0-1)[(1-p)R_0-1]e^{-(R_0-1)\tau}-pR_0(1-q)}{(R_0-1)[(1-p)qR_0-1]}\right), & \text{如果}qR_0\neq 1,\\ \frac{[(1-p)R_0-1]\left[1-e^{-(R_0-1)\tau}\right]}{p(R_0-1)} & \text{如果}qR_0=1\end{cases}$$

和

$$\nu_2(\tau)=\frac{1}{R_0-1}\ln\left(\frac{(R_0-1)\left[(1-p)\,qR_0-1\right]e^{-(qR_0-1)\tau}+pR_0(1-q)}{(qR_0-1)\left[(1-p)R_0-1\right]}\right).$$

另外$I^{\tau}(t)$是Lyapunov 意义下稳定的, 其在$[0,T(\tau)]$上的表达形式为

$$I^{\tau}(t)=\begin{cases}\Phi_1(t,p), & t\in[0,\tau],\\ \Phi_2(t-\tau-\nu_1(\tau),p) & t\in(\tau,2\tau+\nu_1(\tau)],\\ \Phi_1(t-2\tau-\nu_1(\tau)-\nu_2(\tau),p) & t\in(2\tau+\nu_1(\tau),2\tau+\nu_1(\tau)+\nu_2(\tau)]\end{cases}$$

另外对任意满足$V(\varphi)=1$的$\varphi\in C$, 都存在$t_1\geq 0$和一个常数$\xi\in[0,T(\tau))$, 使得对所有$t\geq t_1$都有$I^{\varphi}(t)=I^{\tau}(t+\xi)$.

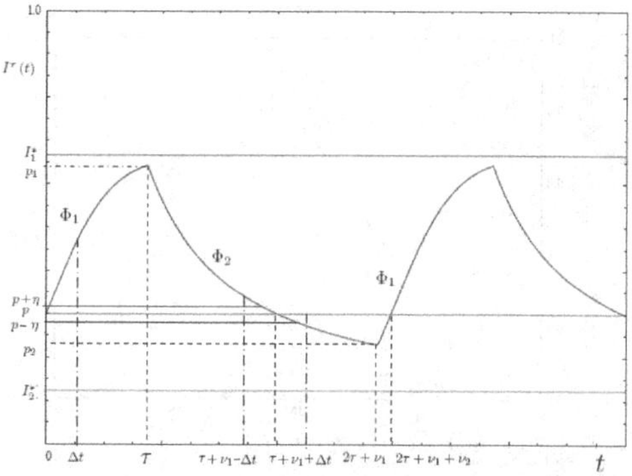


图 6.2.4: 周期解$I^{\tau}(t)$

**定理 6.2.6** 令$p,q$和$R_0$是由条件(6.2.9)给出, 则对任意$\tau>0$和$k\geq 1$, 系统(6.2.3)在$V^{-1}(2k+1)$存在快震荡周期解.

4. 持续性

从定理6.2.2容易知道, 系统(6.2.3)是持续的如果$1<R_0<\frac{1}{1-p}$, 或者$R_0>\frac{1}{q(1-p)}$, 我们还可以得出当满足条件(6.2.9)时, 系统(6.2.3)也是持续的.

**定理 6.2.7** 如果条件(6.2.9)满足, 则系统所有的非平凡解$I(t)$满足:

$$p_2\leq\liminf_{t\to\infty}I(t)\leq\limsup_{t\to\infty}I(t)\leq p_1,$$

这里$p_1$ 和$p_2$分别为:

$$p_1 = \Phi_1(\tau, p) = \frac{p(R_0 - 1)}{pR_0 + [(1-p)R_0 - 1]e^{-(R_0-1)\tau}},$$

$$p_2 = \Phi_2(\tau, p) = \begin{cases} \frac{p(qR_0-1)}{pqR_0+[(1-p)qR_0-1]e^{-(qR_0-1)\tau}}, & \text{如果} qR_0 \neq 1, \\ \frac{p}{p\tau+1}, & \text{如果} qR_0 = 1. \end{cases}$$

## §6.2.4 数值模拟

在本节中, 我们首先考虑初始函数为常函数的情形. 首先设定$p = 0.8, q = 0.6$, 当$R_0 = 0.8$时, 图6.2.5 给出无病平衡点的稳定性.

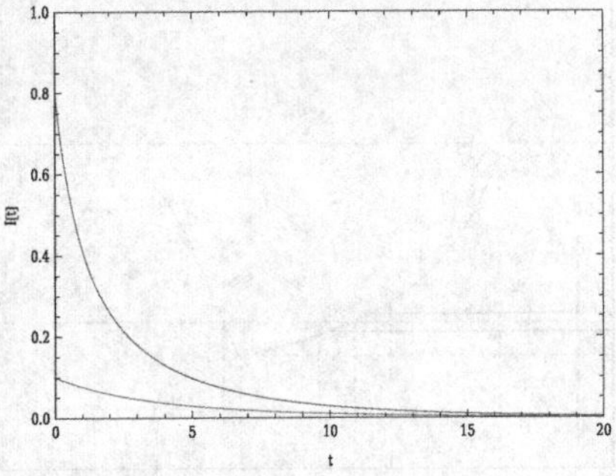


图 6.2.5: 染病者密度的演化图像, 这里$\varphi(t) = 0.1$和$0.8$, 其他参数为$t \in [-\tau, 0]$, $R_0 = 0.8, p = 0.8, q = 0.6$, $\tau = 2$.

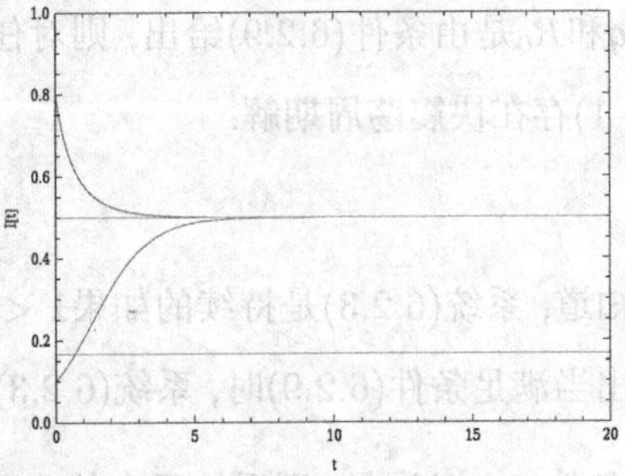


图 6.2.6: 染病者密度的演化图像, 这里$\varphi(t) = 0.1$和$0.8$, 其他参数为$t \in [-\tau, 0]$, $R_0 = 2, p = 0.8, q = 0.6$, $\tau = 2$.

如图6.2.6所示的那样, 正平衡点$I_1^*$是渐近稳定的, 而如图6.2.7所示, 当$R_0 = 2.7$, $p = 0.1, q = 0.6$时, 正平衡点$I_2^*$是渐近稳定的.

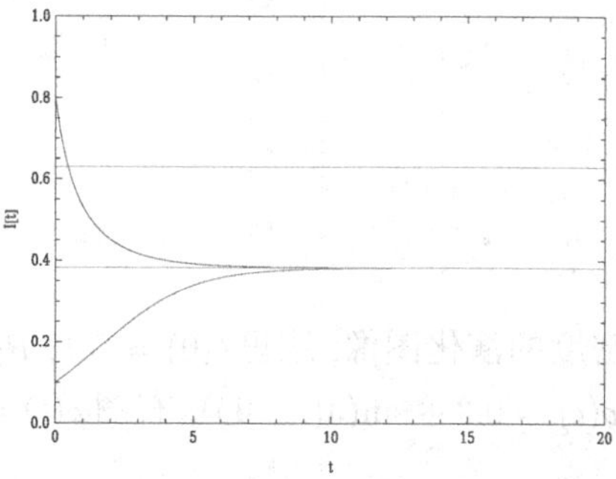


图 6.2.7: 染病者密度的演化图像, 这里$\varphi(t) = 0.1$和$0.8$, 其他参数为$t \in [-\tau, 0]$, $R_0 = 2.7, p = 0.1, q = 0.6$, $\tau = 2$.

如果$\frac{1}{1-p} < R_0 < \frac{1}{q(1-p)}$, 则系统(6.2.3)的所有解围绕$p$震荡. 在这种情形下, 为了说明时滞的影响, 我们固定其他的参数, 来变化时滞的大小. 图6.2.8显示, 如果$\tau = 0.64$, 解的振幅就比较小, 如果时滞比较大($\tau = 3.6$), 解的振幅就比较大. 然而, 不管时滞大小, 系统的所有解都会在$1 - \frac{1}{R_0}$ 和$1 - \frac{1}{qR_0}$之间.

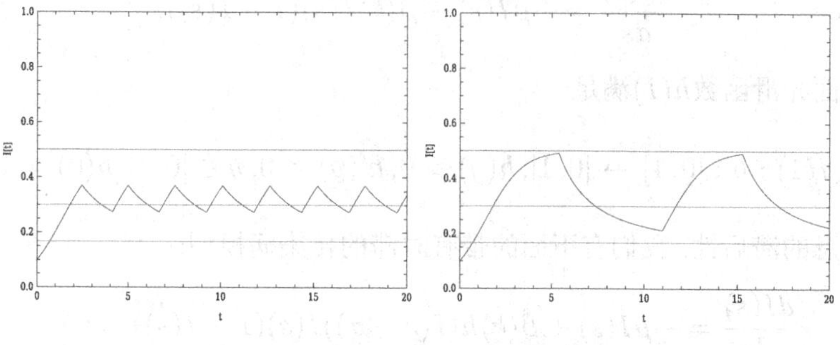


图 6.2.8: 染病者密度的演化图像, 这里$\varphi(t) = 0.1$和$0.8$, 其他参数为$t \in [-\tau, 0]$, $R_0 = 2, p = 0.3, q = 0.6$, 左图$\tau = 0.64$, 右图$\tau = 3.6$.

最后, 我们还考虑了固定其他参数时而初始函数不同时的情形. 第一种情形的初始函数取$\varphi(t) = 0.3 + \sin(3(t-1))$, 第二种情形取$\varphi(t) = 0.3 * (0.9 - 0.9 * \sin(10 * (t-1))$. 从图6.2.9可以看出, 只要满足$\frac{1}{1-p} < R_0 < \frac{1}{q(1-p)}$, 不同的初始函数下系统的解都最终趋向于周期解.

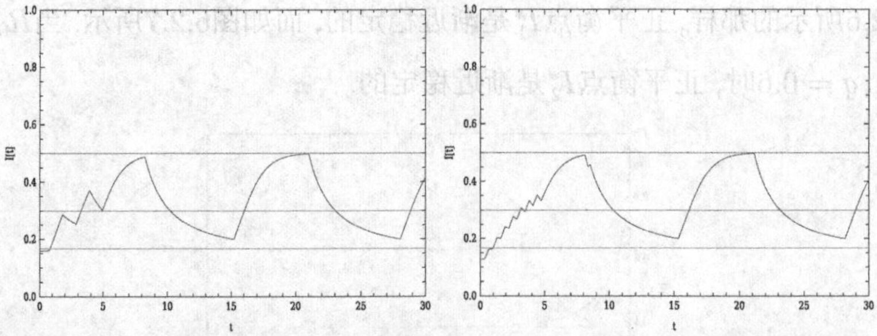


图 6.2.9: 染病者密度的演化图像, 这里$I(0) = 0.1$, $R_0 = 2, p = 0.3, q = 0.6$和$\tau = 5$, 左图$\varphi(t) = 0.3 + \sin(3(t-1))$, 右图$\varphi(t) = 0.3 * (0.9 - 0.9 * \sin(10 * (t-1))$.

# §6.3 连续函数的情形

## §6.3.1 模型的介绍

考虑均匀网络上的SIS模型, 利用平均场方程, 我们有下面的方程

$$\frac{dI(s)}{ds} = -\mu I(s) + \beta\langle k\rangle I(s)(1 - I(s)). \tag{6.3.1}$$

考虑下面光滑函数$h(I)$满足:

$$(H1): h: [0,1] \to [0,1], h(y) > 0, h'(y) < 0, y \in [0,1], h(0) = 1.$$

考虑信息的滞后性, 我们有下面的带有时滞的传染病模型:

$$\frac{dI(s)}{ds} = -\mu I(s) + \beta\langle k\rangle h(I(s-\sigma))I(s)(1 - I(s)). \tag{6.3.2}$$

为了分析简单, 我们重新令$y(t) = I(\mu^{-1}s)$, 这样(6.3.2)变为

$$\frac{dy(t)}{dt} = -y(t) + R_0 h(y(t-\tau))y(t)(1 - y(t)), \tag{6.3.3}$$

这里$R_0 = \frac{\beta\langle k\rangle}{\mu}$为基本再生数. 令$C$为$[-\tau, 0]$的连续函数组成的巴拿赫空间, 考虑生物意义, 令$C$的子集$X$为那些值域为$[0,1]$的连续函数组成的空间, 关于解的存在性, 我们有下面的结论:

**定理 6.3.1** 对任意初始函数$\phi \in X$, 系统(6.3.3)有唯一的全局性解$y^{\phi}(t)$. 当$R_0 \leq 1$, 零解是全局稳定的, 即当$t \to \infty$时$y^{\phi}(t) \to 0$; 当$R_0 > 1$, 零解是不稳定的, 系统(6.3.3)存在唯一的正平衡点$\bar{y}$且有$\bar{y} < 1 - 1/R_0$.

## §6.3.2 持久性和稳定性分析

如果存在常数$m > 0$和$M > 0$, 对任意$\phi \in X$且$\phi(0) > 0$, 存在$T = T(\phi)$, 使得$m \leq y^{\phi}(t) \leq M$, 我们称系统为持久的. 令

$$y^{\infty} := \limsup_{t\to\infty} y(t), \quad y_{\infty} := \liminf_{t\to\infty} y(t), \quad y_* := \bar{y}e^{-\tau}, \quad y^* := 1 - 1/R_0.$$

则有下面的定理:

**定理 6.3.2** 如果$R_0 > 1$且$h(y)$满足$H1$, 则系统(6.3.3)是持久的, 即对任意的非平凡解$y(t)$都有

$$y_* \leq y_{\infty} \leq y(t) \leq y^{\infty} \leq y^*.$$

为了考虑$\bar{y}$的稳定性, 令$G(u,v) = -u + R_0 h(v)u(1-u)$, $x = y - \bar{y}$, 则系统(6.3.3)在$\bar{y}$处的线性化系统为

$$\frac{dx(t)}{dt} = Ax(t) + Bx(x - \tau), \tag{6.3.4}$$

这里$A = G_u(\bar{y}, \bar{y}), B = G_v(\bar{y}, \bar{y})$. 根据Hal Smith[173]书中的定理4.7, 我们有下面的定理:

**定理 6.3.3** (a)如果函数$h(y)$ 满足

$$h'(\bar{y}) \geq -R_0 h^2(\bar{y}), \tag{6.3.5}$$

则正平衡点$\bar{y}$是局部渐近稳定的.

(b)如果$h'(\bar{y}) < -R_0 h^2(\bar{y})$, 则存在$\tau^* > 0$, 使得当$0 < \tau < \tau^*$时正平衡点$\bar{y}$是渐近稳定的, 而当$\tau > \tau^*$时正平衡点$\bar{y}$是不稳定的, 这里

$$\tau^* = \frac{1}{\omega^*} \arccos\left(-\frac{A}{B}\right), \quad \omega^* = \sqrt{B^2 - A^2}.$$

为了得到正平衡点的全局稳定性, 我们应用[174]中的一些结果. 考虑时滞微分方程

$$x'(t) = f_1(x(t-\tau))g_2(x(t)) - f_2(x(t-\tau))g_1(x(t)). \qquad (6.3.6)$$

显然在我们的模型中有$f_1 = h(x)$, $f_2 = 1$, $g_1(x) = x$, $g_2(x) = R_0x(1-x)$. 定义$f(x) = \frac{f_1(x)}{f_2(x)} = h(x)$和$g(x) = \frac{g_1(x)}{g_2(x)} = \frac{1}{R_0(1-x)}$. 可以得出

($A1$): $g_1(0) = 0$, 和$f_i(x) > 0$, $g_i(x) > 0$ 对所有$x > 0, i = 1, 2$;

($A2$): 当$x > 0$时$g(x) = \frac{1}{R_0(1-x)}$是严格递增的函数. 另外$g(0) = \frac{1}{R_0} > 0$, $\lim\limits_{x\to 1-} g(x) = +\infty$.

($A3$): 存在$x^* \in (0,1)$ 使得$f(x^*) = g(x^*)$; 另外在$(0, x^*)$上$f(x) > g(x)$而在$(x^*, 1)$上$f(x) < g(x)$. 定义

$$F(x) = g^{-1}(f(x)) = 1 - \frac{1}{R_0h(x)}, \qquad (6.3.7)$$

不难看出$F$是严格递减的且$F(0) = y^*$, 如果$F(y^*) \geq 0$, 则$F$是从$[0, y^*]$到自身的映射, 即有

$$h(1 - \frac{1}{R_0}) \geq \frac{1}{R_0}. \qquad (6.3.8)$$

这样我们有下面的定理

**定理 6.3.4** 若$h(y)$满足$H1$且满足条件(6.3.8), 如果$\lim_{k\to\infty} F^k(y) = \bar{y}$ 则系统(6.3.3)所有的解趋向于$\bar{y}$.

对于这个定理我们有下面的两个有用的推论. 首先给出映射$F$的Schwarzian导数

$$(SF)(x) \quad = \quad \frac{F'''(x)}{F'(x)} - \frac{3}{2}\left(\frac{F''(x)}{F'(x)}\right)^2,$$

然后我们有

**推论 6.3.5** 假设条件(H1),(6.3.5),(6.3.8) 成立, 如果对于所有的$x \in (0, y^*)$都有$(Sh)(x) < 0$, 则系统(6.3.3)的正平衡点$\bar{y}$是全局渐近稳定的.

**推论 6.3.6** 假设条件(H1),(6.3.5),(6.3.8) 成立且(6.3.5)的条件严格成立, 如果$h$是一个实的Möbius 变换, 则系统(6.3.3)的正平衡点$\bar{y}$是全局渐近稳定的.

### §6.3.3 例子与数值模拟

在这一节中, 我们来考虑几个例子和数值模拟.

1. 如果$h(y)=1-py$, 在这种情形下, 系统(6.3.3)变为:

$$\frac{dy(t)}{dt}=-y(t)+R_0y(t)(1-y(t))(1-py(t-\tau)). \tag{6.3.9}$$

注意到当且仅当$0<p<1$时假设$(H1)$成立. 如果$R_0>1$, 系统(6.3.9)有唯一的正平衡点$\bar{y}$

$$\bar{y}=\frac{p+1-\sqrt{(p-1)^2+4p/R_0}}{2p}.$$

关于正平衡点的稳定性, 我们有下面的定理:

**定理 6.3.7** 假设$0<p<1$, 如果$R_0>1$则系统(6.3.9)的正平衡点$\bar{y}$是全局渐近稳定的.

上面定理保证了不论$p$取何值, 只要$R_0>1$, 则正平衡点就是全局稳定的. 但是$p$的取值会影响正平衡点$\bar{y}$的大小, 见图6.3.10.

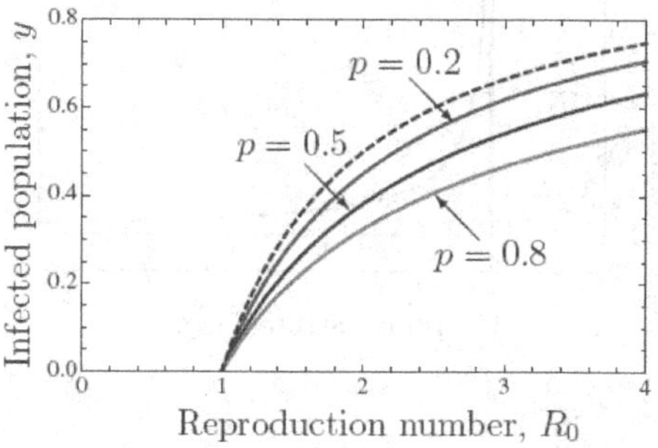


图 6.3.10: 系统(6.3.9)的正平衡点$\bar{y}$与$R_0$的关系

2. 如果$h(y)=\frac{1}{1+py}$, 在这种情形下, 系统(6.3.3)变为:

$$\frac{dy(t)}{dt}=-y(t)+\frac{R_0y(t)(1-y(t))}{1+py(t-\tau)}. \tag{6.3.10}$$

注意到当且仅当$p > 0$时假设$(H1)$成立. 如果$R_0 > 1$, 系统(6.3.10)有唯一的正平衡点$\bar{y}$

$$\bar{y} = \frac{R_0 - 1}{R_0 + p}.$$

关于正平衡点的稳定性, 我们有下面的定理:

**定理 6.3.8** 假设$p > 0$和$R_0 > 1$.

(1)如果$0 < p < R_0$, 则系统(6.3.10)的正平衡点$\bar{y}$是全局渐近稳定的.

(2)如果$p > R_0$, 则存在$\tau^* > 0$, 使得当$0 < \tau < \tau^*$时正平衡点$\bar{y}$是渐近稳定的, 而当$\tau > \tau^*$时正平衡点$\bar{y}$是不稳定的, 这里

$$\tau^* = \frac{R_0(p+1)}{(R_0-1)\sqrt{p^2 - R_0^2}} \arccos\left(\frac{R_0}{p}\right).$$

从定理可以看出, 固定$R_0$, 令$p \to \infty$, 可以看出如果$\tau$充分小, 正平衡点是局部渐近稳定的. 图6.3.11给出了系统(6.3.10)的稳定性区域, 图中固定$R_0 = 2$, $I_1$ 表示全局稳定区域, $I_2$表示局部稳定区域, $I_3$表示不稳定区域.

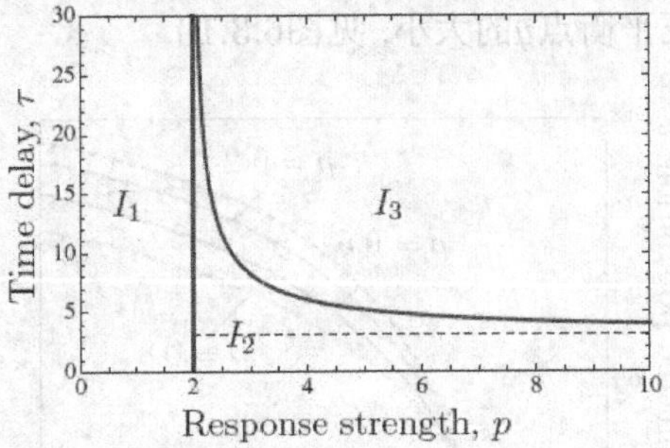


图 6.3.11: 系统(6.3.10)的稳定与不稳定区域

接下来我们取基本再生数$R_0$ 作为参数. 固定$p = 4$, $\tau = 10$, 对于初值$\phi(t) = 0.2, t \in [-\tau, 0]$, 我们画出了$t = 1400$ 和$t = 1500$ 之间解$x(t,\phi)$的最大值和最小值, 如图6.3.12所示. 以这种方法我们得到了分岔图, 我们称之为气泡分岔. 图6.3.13给出了系统(6.3.10)在不同的$R_0$下解的曲线图.

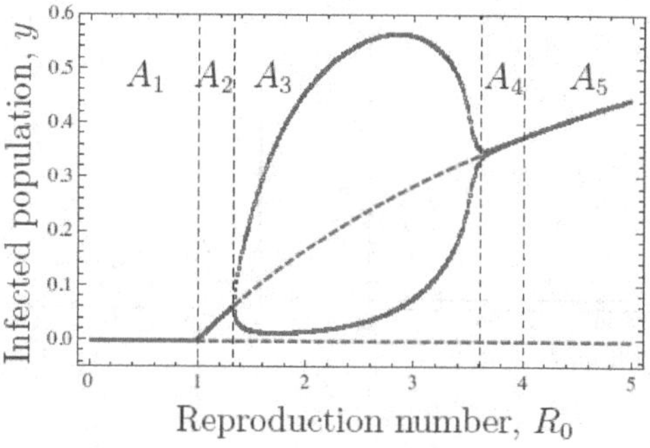


图 6.3.12: 系统(6.3.10)的气泡分岔图

3. 如果$h(I) = e^{-pI}$, 在这种情形下, 系统(6.3.3)变为:

$$\frac{dy(t)}{dt} = -y(t) + R_0 y(t)(1 - y(t))e^{-py(t-\tau)}. \tag{6.3.11}$$

注意到当且仅当$p > 0$时假设$(H1)$成立, 并且$(Sh)(x) = -p^2/2 < 0$. 为了得到系统(6.3.11)平衡点的全局稳定性, 我们需要下面的引理:

**引理 6.3.9** (1)当且仅当$R_0 \geq pe^{p-1}$时, 系统(6.3.11)的稳定条件(6.3.5)成立; (2)当且仅当$R_0 \geq e^{p(1-1/R_0)}$时, 系统(6.3.11)的稳定条件(6.3.8)成立.

关于正平衡点的稳定性, 我们有下面的定理:

**定理 6.3.10** 假设$p > 0$, 如果$R_0 > 1$, 则系统(6.3.11)有唯一的正平衡点$\bar{y} \in (0, 1)$, 它是方程$e^{px} = R_0(1 - x)$的解.

(1)如果$R_0 \geq pe^{p-1}$, 则系统(6.3.11)的正平衡点是全局渐近稳定的.

(2)如果$R_0 \geq pe^{p-1}$不满足, 则存在$\tau^* > 0$, 使得当$0 < \tau < \tau^*$时正平衡点$\bar{y}$是渐近稳定的, 而当$\tau > \tau^*$时正平衡点$\bar{y}$是不稳定的, $\tau^*$由定理6.3.3给出.

4. 如果$h(y) = \frac{1}{1+(py)^n}$, 在这种情形下, 系统(6.3.3)变为:

$$\frac{dy(t)}{dt} = -y(t) + \frac{R_0 y(t)(1 - y(t))}{1 + (py(t - \tau))^n}. \tag{6.3.12}$$

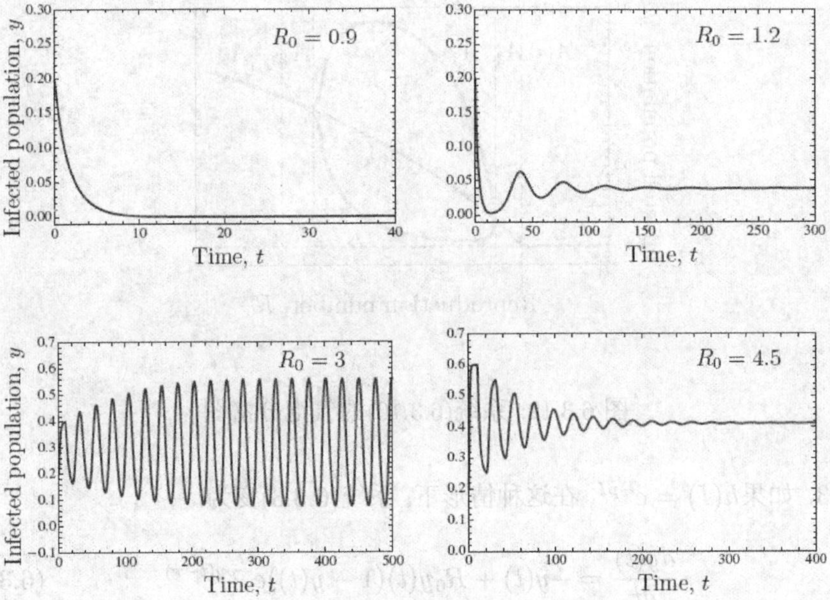


图 6.3.13: 系统(6.3.10)在不同的$R_0$下解的曲线图

注意到当且仅当$p > 0$时假设$(H1)$成立, 我们考虑$n = 2$. 为了说明$p$对函数的影响, 图6.3.14出了不同$p$时的函数图像.

为了得到系统(6.3.12)平衡点的全局稳定性, 我们需要下面的引理:

**引理 6.3.11** (1)当且仅当

$$(R_0 - 1)R_0^{\frac{n}{1-n}} p^{\frac{n}{n-1}} \le \frac{1}{n^{\frac{n}{n-1}}} + \frac{1}{n^{\frac{1}{n-1}}}, \tag{6.3.13}$$

系统(6.3.12)的局部稳定性条件(6.3.5)成立;
(2)当且仅当$(R_0 - 1)R_0^{\frac{n}{1-n}} p^{\frac{n}{n-1}}$时, 系统(6.3.12)的条件(6.3.8)成立.

关于正平衡点的稳定性, 我们有下面的定理:

**定理 6.3.12** 假设$p > 0$和$n > 1$, 如果$R_0 > 1$, 则系统(6.3.12)有唯一的正平衡点$\bar{y} \in (0, 1)$, 它是方程$(px)^n + 1 = R_0(1 - x)$在$(0, 1)$的解.

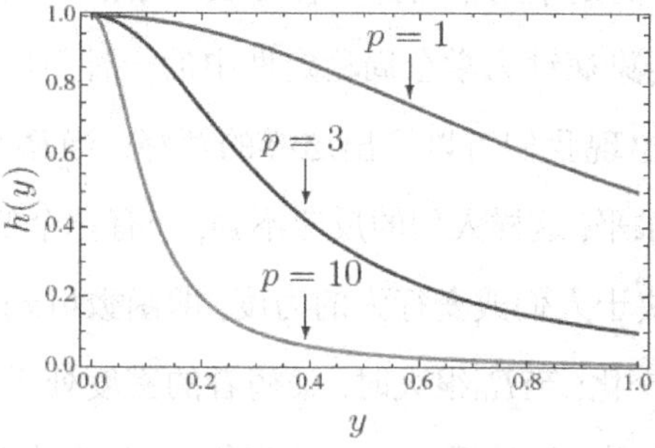


图 6.3.14: 系统(6.3.12)中$h$关于不同$p$时的函数图像

(1)如果条件(6.3.13)成立, 则系统(6.3.12)的正平衡点是全局渐近稳定的.

(2)如果条件(6.3.13)不成立, 则存在$\tau^* > 0$, 使得当$0 < \tau < \tau^*$ 时正平衡点$\bar{y}$ 是渐近稳定的, 而当$\tau > \tau^*$时正平衡点$\bar{y}$ 是不稳定的, $\tau^*$ 由定理6.3.3给出.

## §6.4 本章小结

在本章中, 我们研究了网络上信息滞后性影响的传染病模型. 首先我们假设行为改变函数是不连续的, 即当染病者的密度超过一定阈值时个体通过改变行为减少接触的数目. 当基本再生数$R_0$小于1时, 疾病将会灭绝; 而当基本再生数大于1时, 随着$R_0$的增加, 会出现从平衡点到周期解, 再到平衡点这个有趣的变化. 时滞在确定振荡的特性时具有重要意义: 较长的时滞会导致更大的幅度. 我们的结果表明, 网络结构, 再生数和时滞相互决定有趣的传播动力学行为.

当行为改变函数$h(x)$是连续函数时, 我们有当模型的基本再生数$R_0 \le 1$时, 疾病将会灭绝; 而当基本再生数大于1时, 不论时滞大小以及$h(x)$的形式如何, 系统存在唯一的正平衡点. 当$h(x)$取不同的形式时, 正平衡点有可能是全局渐近稳定的, 有可能会根据$R_0$的不同, 正平衡点变为不稳定的, 分岔出现周期解. 此外, 我们还证明了地方病平衡点的全局吸引性. 这里我们不是利用通常比较常用的李雅普诺夫函数方法, 而是采用了另外一种方法: 利用时滞微分方程与离散动力系统的关系, 这是在传染病动力学全局稳定性中的一种新的应用方法.

气泡分岔现象的出现我们可以给出这样的解释: 当$R_0$比较小时, 染病者的密度处于一个较低的水平, 这样人们的反应不强, 会有一个低水平的平衡态出现; 当$R_0$很大时, 这就取决于人们改变行为的力度, 即函数$h(x)$的变化率, 因此疾病的传播会有周期性的变化; 当$R_0$很大时, 染病者的密度处于一个较高的水平, 人们已经改变了先前的行为, 无法再进一步的变化, 所以会有另一个高水平的平衡态出现.

本章中的结果为我们提供了气泡分岔上界和下界的估计方法, 当然更精确的估计和气泡更细致结构分析, 尤其是在更复杂的网络结构上的动力学行为有待今后的研究.

# 参考文献

[1] 汪小帆, 李翔, 陈关荣, 复杂网络理论及其应用, 北京：清华大学出版社, 2006.

[2] 郭雷, 许晓鸣, 复杂网络, 上海：上海科技教育出版社, 2006.

[3] M. E. J. Newman, The structure and function of complex networks, SIAM Rev., 2003, 45: 167-256.

[4] L. O. Chua, CNN: A paradigm for complexity, Singapore: World Scientific, 1998.

[5] A. L. Barabási, Linked: The new science of networks, Massachusetts: Persus Publishing, 2002.

[6] D. J. Watts, The 'new' science of networks, Annual Review of Sociology, 2004, 30: 243-270.

[7] S. H. Strogatz, Exploring complex networks, Nature, 2001, 410: 268-276.

[8] S. Wiggins, Introduction to applied nonlinear dynamical systems and chaos, New York: Springer, 1990.

[9] P. Glendinning, Stability, instability and chaos, New York: Cambridge University, 1994.

[10] 廖晓昕, 动力系统的稳定性理论和应用, 北京：国防工业出版社, 2000.

[11] 马知恩, 周义仓, 常微分方程定性与稳定性方法, 北京：科学出版社, 2001.

[12] 钟守铭, 刘碧森, 王晓梅, 范小明, 神经网络稳定性理论, 北京：科学出版社, 2008.

[13] 张芷芬, 李承治, 郑志明, 李伟固, 向量场的分岔理论基础, 北京：高等教育出版社, 1993.

[14] 韩茂安, 朱德明, 微分方程分支理论, 北京：煤炭工业出版社, 1994.

[15] 张琪昌, 王洪礼, 褚致文, 沈菲, 任爱娣, 刘海英, 分岔与混沌理论及应用, 天津：天津大学出版社, 2005.

[16] Y. A. Kuznetsov, Elements of applied bifurcation theory, New York: Springer, 2004.

[17] X. S. Yang, Chaos in small-world networks, Phys. Rev. E, 2001, 63: 046206.

[18] X. S. Yang, Fractals in small-world networks with time-delay, Chaos, Solitons and Fractals, 2002, 13: 215-219.

[19] X. Li, G. Chen, Local stability and Hopf bifurcation in small-world networks, Chaos, Solitons and Fractals, 2004, 20: 353-361.

[20] X. Li, G. Chen, C. Li, Stability and bifurcation of disease spreading in cimplex networks, International Journal of Systems Science, 2004, 35: 527-536.

[21] H. C. Tuckwell, L. Toubiana, J. F. Vibert, Enhancement of epidemic spread by noise and stochastic resonance in spatial network models with viral dynamics, Phys. Rev. E, 2000, 61: 5611-5619.

[22] X. Mao, G. Marion, E. Renshaw, Environmental Brownian noise suppresses explosions in population dynamics, Stochastic Processes and their Applications, 2002, 97:95-110.

[23] P. Erdös, A. Rényi, On changes of signs in infinite series. Pub. of the Math. Ins. of the Hungarian Acad. of Sci., 1960, 5: 17-60.

[24] S. Milgram, The small-world problem, Psychology Today, 1967, 2: 60-67.

[25] D. J. Watts, S. H. Strogatz, Collective dynamics of 'small-world' networks, Nature, 1998, 393(6684): 440-442.

[26] A. L. Barabási, R. Albert, Emergence of scaling in random networks, Science, 1999, 286(5439): 509-512.

[27] M. E. J. Newman, D. J. Watts, Scaling and percolation in the small-world network model, Phys. Rev. E, 1999, 60: 7332-7342.

[28] 彭文伟, 传染病学, 北京：人民卫生出版社, 2001.

[29] W. O. Kermazk, A. G. McKendrick, A contribution to the mathematical theory of epidemic, Proc. R. Soc. London, 1927, All5: 700-721.

[30] H. W. Hethcote, The mathematics of infectious diseases, SIAM Rev., 2000, 42: 599-653.

[31] 马知恩, 王稳地, 周义仓, 靳祯, 传染病动力学的数学建模与研究, 北京：科学出版社, 2004.

[32] R. M. Anderson and R. M. May, Infectious Diseases of Humans, Oxford: Oxford University Press, 1992.

[33] F. Brauer, P. van den Driessche, J. Wu, Mathematical Epidemiology, New York: Springer, 2008.

[34] F. Brauer, C. Castillo-Chavez, Mathematical Models in Population Biology and Epidemiology, New York: Springer, 2012.

[35] R. M. May, A. L. Lloyd, Infection dynamics on scale-free networks, Phys. Rev. E, 2001, 64: 066112.

[36] R. Pastor-Satorras, A. Vespignani, Epidemic dynamics and endemic states in complex networks, Phys. Rev. E, 2001, 63: 066117.

[37] R. Pastor-Satorras, A. Vespignani, Epidemic Spreading in Scale-Free Networks, Phys. Rev. Lett., 2001, 86: 3200.

[38] R. Pastor-Satorras, A. Vespignani, Immunization of complex networks, Phys. Rev. E, 2002, 65: 036104.

[39] M. E. J. Newman, Spread of epidemic disease on networks, Phys. Rev. E, 2002, 66: 016128.

[40] M. Boguna, R. Pastor-Satorras, Epidemic spreading in correlated complex networks. Phys. Rev. E, 2002, 66: 047104.

[41] R. Cohen, S. Havlin, D. Ben-Avraham, Efficient immunization strategies for computer networks and populations, Phys. Rev. Lett., 2003, 91: 247901.

[42] J. Z. Liu, J. S. Wu, Z. R. Yang, The spread of infectious disease on complex networks with household-structure, Physica A, 2004, 341: 273-280.

[43] J. Z. Liu, Y. Tang, Z. R. Yang, The spread of disease with birth and death networks. J. Stat. Mech., 2004, P08008.

[44] Y. Hayashi, M. Minoura, J. Matsukubo, Oscillatory epidemic prevalence in growing scale-free networks, Phys. Rev. E, 2004, 69: 016112.

[45] T. Zhou, J. G. Liu, W. J. Bai, G. R. Chen, B. H. Wang, Behaviors of susceptible-infected epidemics on scale-free networks with identical infectivity, Phys. Rev. E, 2006, 74: 056109.

[46] R. Yang, B. H. Wang, J. Ren, W. J. Bai, Z. W. Shi, W. Xu, T. Zhou, Epidemic spreading on heterogeneous networks with identical infectivity, Phys. Lett. A, 2007, 364: 189-193.

[47] H. Shi, Z. Duan, G. Chen, An SIS model with infective medium on complex networks Physica A, 2008, 387: 2133-2144.

[48] L. Wang, G. Z. Dai, Global stability of virus spreading in complex heterogeneous networks, SIAM J. Appl. Math., 68:1495-1502, 2008.

[49] 傅新楚, 斯摩尔, 陈关荣, 复杂网络传播动力学：模型、方法与稳定性分析, 北京：高等教育出版社, 2014.

[50] 靳祯, 孙桂全, 刘茂省, 网络传染病动力学建模分析, 北京：科学出版社, 2014.

[51] 王克, 随机生物数学模型, 北京：科学出版社, 2010.

[52] E. Allen, Modeling with Ito Stochastic Differential Equations, New York: Springer, 2007.

[53] L. J. S. Allen, A. M. Burgin, Comparison of deterministic and stochastic SIS and SIR models in discrete time, Math. Biosci., 2000, 163(1): 1-33.

[54] H. C. Tuckwell, R. J. Williams, Some properties of a simple stochastic epidemic model of SIR type, Math. Biosci., 2007, 208(1): 76-97.

[55] X. Mao, G. Marion, E. Renshaw. Environmental brownian noise suppresses explosions in population dynamics, Stochastic Processes and their Applications, 2002, 97(1): 95-110.

[56] N. Dalal, D. Greenhalgh, X. Mao. A stochastic model of AIDS and condom use, Journal of Mathematical Analysis and Applications, 2007, 325(1): 36 - 53.

[57] N. Dalal, D. Greenhalgh, X. Mao. A stochastic model for internal HIV dynamics, Journal of Mathematical Analysis and Applications, 2008, 341(2): 1084 - 1101.

[58] A. Gray, D. Greenhalgh, L. Hu, X. Mao, J. Pan, A stochastic differential equation SIS epidemic model, SIAM J. Appl. Math., 71(3), 876-902, 2011.

[59] D. Q. Jiang, N. Shi, X. Li, Global stability and stochastic permanence of a non-autonomous logistic equation with random perturbation, Mathematical Analysis and Applications, 2008, 340(1): 588-597.

[60] D. Q. Jiang, J. J. Yu, C. Y. Ji, N. Z. Shi, Asymptotic behavior of global positive solution to a stochastic SIR model, Math. Comput. Model., 54, 221-232, 2011.

[61] C. Y. Ji, D. Q. Jiang, N. Z. Shi, Multi-group SIR epidemic model with stochastic perturbation, Physica A, 390, 1747-1762, 2011.

[62] C. J. Yuan, D. Q. Jiang, D. O'Regan, R. P. Agarwal, Stochastically asymptotically stability of the multi-group SEIR and SIR models with

random perturbation, Commun. Nonlinear Sci. Numer. Simul., 17, 2501-2516, 2012.

[63] I. Z. Kiss, L. Berthouze, T. J. Taylor, P. L. Simon, Modelling approaches for simple dynamic networks and applications to disease transmission models, Proc. R. Soc. A, 468, 1332-1355, 2012.

[64] M. Taylor, P. L. Simon, D. M. Green, Thomas House, I. Z. Kiss, From Markovian to pair wise epidemic models and the performance of moment closure approximations, J. Math. Biol., 64, 1021-1042, 2012.

[65] P. L. Simon, Michael Taylor, I. Z. Kiss, Exact epidemic models on graphs using graph-automorphism driven lumping, J. Math. Biol., 62, 479-508, 2011.

[66] S. Wieland, A. Parisi, and A. Nunes, Detecting and describing dynamic equilibria in adaptive networks, Eur. Phys. J. Special Topics, 212, 99-113, 2012.

[67] M. Youssef, C. Scoglio, An individual-based approach to SIR epidemics in contact networks, J. Theor. Bio., 283,136-144, 2011.

[68] S. Gomez, Jesus Gomez-Gardenes, Yamir Moreno, and Alex Arenas, Nonperturbative heterogeneous mean-field approach to epidemic spreading in complex networks, Phys. Rev. E, 84, 036105, 2011.

[69] R. Liu, J. Wu, H. Zhu, Media/psychological impact on multiple outbreaks of emerging infectious diseases, Comput. Math. Method M., 8(3), 153-164, 2007.

[70] J. Cui, Y. Sun, H. Zhu, The impact of media on the control of infectious diseases, J. Dyn. Differ. Equ., 20(1), 31-53, 2008.

[71] S. Funk, E. Gilad, C. Watkins, V. A. A. Jansen, The spread of awareness and its impact on epidemic outbreaks, Proc. Natl. Acad. Sci. USA 106, 6872-6877, 2009.

[72] Misra A K, Sharma A, Shukla J B. Modeling and analysis of effects of awareness programs by media on the spread of infectious diseases[J]. Mathematical and Computer Modelling, 2011, 53(5): 1221-1228.

[73] S. S. Collinson, J. Heffernan, Modelling the effects of media during an influenza epidemic, BMC Public Health, 14, 376, 2014.

[74] Y. Xiao, X. Xu, S. Tang, Sliding mode control of outbreaks of emerging infectious diseases. Bull. Math. Biol., 74, 2403-2422, 2012.

[75] A. Wang, Y. Xiao, A filippov system describing media effects on the spread of infectious diseases, Nonlinear Anal.: Hybri., 11, 84-97, 2014.

[76] Y. Xiao, S. Tang, J. Wu, Media impact switching surface during an infectious disease outbreak, Sci. Rep., 5, 7838, 2015.

[77] J. Cheng, Y. Liu, B. Shen, W. Yuan, An epidemic model of rumor diffusion in online social networks, Eur. Phys. J. B, 86: 29, 2013.

[78] D. Greenhalgh, S. Rana, S. Samanta, T. Sardar, S. Bhattacharya, J. Chattopadhyay, Awareness programs control infectious disease-Multiple delay induced mathematical model, Applied Mathematics and Computation, 251:539-563, 2015.

[79] W. Wang, Global behavior of an SEIRS epidemic model with time delays, Appl. Math. Lett., 15, 423-428, 2002.

[80] W. Ma and M. Song, Global Stability of an SIR epidemic model with time delay, Appl. Math. Lett., 17, 1141-1145, 2004.

[81] Z. Jiang, J. Wei, Stability and bifurcation analysis in a delayed SIR model, Chaos, Soliton. Fract., 35, 609-619, 2008.

[82] J. Zhang, Z. Jin, J. Yan, and G. Sun, Stability and Hopf bifurcation in a delayed competition system, Nonlinear Anal., 70, 658-670, 2009.

[83] R. Xu, Z. Ma, Stability of a delayed SIRS epidemic model with a nonlinear incidence rate, Chaos, Soliton. Fract., 41(5), 2319-2325, 2009.

[84] G. Huang, Y. Takeuchi, W. Ma, D. Wei, Global stability for delay SIR and SEIR epidemic models with nonlinear incidence rate, Bull. of Math. Bio., 72, 1192-1207, 2010.

[85] F. D. Sahneh, et al., On the existence of a threshold for preventive behavioral responses to suppress epidemic spreading, Sci. Rep., 2(6), 632, 2012.

[86] X. Xu, H. Peng, X. Wang, Y. Wang, Epidemic spreading with time delay in complex networks, Physica A, 367, 525-530, 2006.

[87] S. Zou, J. Wu, Y. Chen, Multiple epidemic waves in delayed susceptible infected recovered models on complex networks, Phys. Rev. E, 83, 056121, 2011.

[88] J. A. Yorke, W. P. London, Recurrent outbreaks of measles, chickenpox and mumps II, Am. J. Epidemiol., 1973, 98: 469-482.

[89] V. Capasso, G. Serio, A generalization of the Kermack - Mckendrick deterministic epidemic model, Math. Biosci., 1978, 42: 43-61.

[90] W. M. Liu, H. W. Hethcote, S. A. Levin, Dynamical behavior of epidemiological models with nonlinear incidence rates, J. Math. Biol., 1987, 25: 359-380.

[91] W. M. Liu, S. A. Levin, Y. Iwasa, Influence of nonlinear incidence rates upon the behavior of SIRS epidemiological models, J. Math. Biol., 1986, 23: 187-204.

[92] M. E. Alexander, S. M. Moghadas, Periodicity in an epidemic model with a generalized non-linear incidence, Math. Biosci., 2004, 189: 75-96.

[93] S. M. Moghadas, M. E. Alexander, Bifurcation of an epidemic model with non-linear incidence and infection-dependent removal rate, Math. Med. and Bio., 2006, 23: 231-254.

[94] W. R. Derrick, P. van den Driessche, A disease transmission model in a nonconstant population, J. Math. Biol., 1993, 31: 495-512.

[95] S. Ruan, W. Wang, Dynamical behavior of an epidemic model with a nonlinear incidence rate, J. Differ. Equations, 2003, 188: 135-163

[96] P. van den Driessche, J. Watmough, A simple SIS epidemic model with a backward bifurcation, J. Math. Biol., 2000, 40: 525-540.

[97] D. Xiao, S. Ruan, Global analysis of an epidemic model with nonmonotone incidence rate, Math. Biosic., 2007, 208: 419-429.

[98] D. Xiao, Y. Zhou, Qualitative analysis of an epidemic mosel, Canadian Applied Mathmatics Quarterly, 2006, 14: 469-492.

[99] X. C. Fu, M. Small, D. M. Walker, H. F. Zhang, Epidemic dynamics on scale-free networks with piecewise linear infectivity and immunization, Phys. Rev. E, 2008, 77: 036113.

[100] H. Zhang and X. Fu, Spreading of epidemics on scale-free networks with nonlinear infectivity, Nonlinear Anal. Theory Methods Appl., 70 (2009), 3273-3278.

[101] M. Liu and J. Ruan, Modelling of Epidemics with a Generalized Nonlinear Incidence on Complex Networks, Complex Sciences, Springer Berlin Heidelberg, (2009), 2118-2126.

[102] G. Zhu, X. Fu and G. Chen, Global attractivity of a network-based epidemic SIS model with nonlinear infectivity, Commun. Nonlinear Sci. Numer. Simul., 17 (2012), 2588-2594.

[103] G. Zhu, X. Fu and G. Chen, Spreading dynamics and global stability of a generalized epidemic model on complex heterogeneous networks, Appl. Math. Modell., 36 (2012), 5808-5817.

[104] C. H. Li, Dynamics of a network-based SIS epidemic model with nonmonotone incidence rate, Physica A, 427:234-243, 2015.

[105] J. Zhang, Z. Jin, The analysis of an epidemic model on networks, Appl. Math. Comput., 217 (2011), 7053-7064.

[106] J. Zhang, Z. Jin, Epidemic spreading on complex networks with community structure, Appl. Math. Comput. 219 (2012) 2829 - 2838.

[107] J. Wang, M. Liu, Y. Li, Analysis of epidemic models with demographics in metapopulation networks, Physica A, 392:1621-1630, 2013.

[108] M. Liu, G. Sun, Z. Jin, T. Zhou, An analysis of transmission dynamics of drug-resistant disease on scale-free networks, Applied Mathematics and Computation 222: 177-189, 2013.

[109] R. M. Anderson, R. M. May, The invasion, persistence and spread of infectious diseases within animal and plant communites, Phil. Trans. R. Soc. London, 1986, (B314): 533-570.

[110] Y. N. Xiao, L. S. Chen, Modeling and analysis of a predator-prey model with disease in the prey, Math.Biosci., 2001, 171: 58-82.

[111] L. T. Han, Z. E. Ma, S. Tan, An SIRS epidemic model of two competitive species, Mathl. Comput. Modelling, 2003, 37: 87-108.

[112] M. E. J. Newman, Threshold effects for two pathogens spreading on a network, Phys. Rev. Lett., 2005, 95: 108701.

[113] Y. Wang, Z. Jin, Z. Yang, Z. Zhang, T. Zhou, G. Sun, Global analysis of an SIS model with an infective vector on complex networks, Nonlinear Anal. RWA 13 (2012) 543 - 557.

[114] Y. Y. Ahn, H. Jeong, N. Masuda, J. D. Noh, Epidemic dynamics of two species of interacting particles on scale-free networks, Phys. Rev. E, 2006, 74: 066113.

[115] N. Masuda, N.Konno, Multi-state epidemic processes on complex networks, Journal of Theoretical Biology, 2006, 243: 64-75.

[116] X. Yuan, Y. Xue, M. Liu, Global stability of an SIR model with two susceptible groups on complex networks, Chaos Solitons Fractals 59, 42-50 2014.

[117] Y. Xue, X. Yuan, M. Liu, Global stability of a multi-group SEI model, Applied Mathematics and Computation 226: 51-60, 2014.

[118] M. Liu and Y. Chen, An SIRS model with differential susceptibility and infectivity on uncorrelated networks, Math. Biosci. Eng., 12 (2015), 415-429.

[119] C. Castillo-Chavez, W. Huang, J. Li, Competitive exclusion and coexistence of multiple strains in an SIS STD model, SIAM J. Appl. Math., 1999, 59: 1790-1811.

[120] F. Liljeros, C. R. Edling, L. A. N. Amaral, H. E. Stanley, Y. Aberg, The web of human sexual contaxts, Nature, 2001, 411: 907-908.

[121] F. Liljeros, C. R. Edling, L. A. N. Amaral, Sexual networks: implications for the transmission of sexually transmitted infections, Microbes and Infection, 2003, 5: 189-196.

[122] H. J. Jones, M. S. Handcock, Sexual contacts and epidemic thresholds, Nature 2003, 423: 605-606.

[123] J. Lou, T. Ruggeri. The dynamics of spreading and immune strategies of sexually transmitted diseases on scale-free network, J. Math. Anal. Appl., 2010, 365: 210-219.

[124] M. Liu, J. Ruan, Modelling the spread of sexually transmitted diseases on scale-free networks, Chinese Physics B, 18(6), 2115-2120, 2009.

[125] M. Liu, Y. Zhang, The analysis of sexually transmitted diseases with demographics on scale-free network,. J. Appl. Math. Informatics, Vol. 31, no. 3-4, pp. 443-456. (2013).

[126] M. Liu, The analysis of HIV/AIDS drug-resistant on networks, International Journal of Modern Physics C, 25(5), 1440008,2014.

[127] X. Yuan, Y. Xue, M. Liu, Dynamical analysis of a sexually transmitted disease model on complex networks, Chin. Phys. B Vol. 22, No. 3 2013.

[128] W. P. Guo, X. Li, X. F. Wang, Epidemics and immunization on Euclidean distance preferred small-world networks, 2007, Physica A, 380: 684-690.

[129] X. Li, X. F. Wang, Controlling the spreading in small-world evolving networks: Stability, oscilla tion, and topology, IEEE Trans. Automat. Control, 2006, 5(3): 534-540.

[130] X. Li, X. F. Wang, On the stability of epidemic spreading in small-world networks: how prompt the recovery should be? Int. J. Syst. Sci., 2007, 38: 401-411.

[131] P. van den Driessche and James Watmough. Reproduction numbers and sub-threshold endemic equilibria for compartmental models of disease transmission, Math. Biosci., 2002, 180: 29-48.

[132] O. Diekmann, J. A. P. Heesterbeek and M.G. Roberts. The construction of next-generation matrices for compartmental epidemic models, J. R. Soc. Interface, 2010, 7: 873-885.

[133] M.Y. Li and Z. Shuai. Global-stability problem for coupled systems of differential equations on networks, J. Differ. Equations, 2010, 248: 1-20.

[134] H. Guo, M.Y. Li and Z. Shuai. A graph-theoretic approach to the

method of global lyapunov functions, Proc. Amer. Math. Soc., 2008, 136: 2793-2802.

[135] Ruoyan Sun. Global stability of the endemic equilibrium of multigroup SIR models with nonlinear incidence, Comput. Math. Appl., 2010, 60: 2286-2291.

[136] H. Guo, M.Y. Li and Z. Shuai. Global stability of the endemic equilibrium of multigroup SIR epidemic models, Can. Appl. Math. Q., 2006, 14: 259-284.

[137] E. Tornatore, S. M. Buccellato, P. Vetro, Stability of a stochastic SIR system, Physica A, 2005, 354: 111-126.

[138] M. Liu, J. Ruan. A stochastic epidemic model on homogeneous networks, Chinese Physics B, 2009, 18(12): 5111-5116.

[139] E. Beretta, V. Kolmanovskii, L. Shaikhet. Stability of epidemic model with time delays influenced by stochastic perturbations, Mathematics and Computers in Simulation, 1998, 45: 269-277.

[140] M. Carletti, On the stability properties of a stochastic model for phage - bacteria interaction in open marine environment, Mathematical biosciences, 2002, 175: 117-131.

[141] L. Imhof, S. Walcher. Exclusion and persistence in deterministic and stochastic chemostat models, Journal of Differential Equations, 2005, 217(1): 26 - 53.

[142] 赵金庆, 刘茂省, 马扬军, 王弯弯, 带有双噪声的随机SI传染病模型的稳定性与分岔, 应用数学与力学, 34(12), 1300-1310, 2013.

[143] J. Zhao, M. Liu, W. Wang, P. Yang, The stability of SI epidemic model in complex networks with stochastic perturbation, Abstract and Applied Analysis, 2014, Article ID 610959, 2014.

[144] 朱位秋, 非线性动力学与控制, 北京:科学出版社, 2003.

[145] 朱位秋, 随机平均法及其应用, 力学进展, 1987, 17(3): 342-352.

[146] Y. K. Lin, G. Q. Cai, Probabilistic Structural Dynamics, Advanced Theory and Applications, New York: McGraw-Hill, 1995.

[147] R. Khasminskii, On the principle of averaging for Itô stochastic differential equations, Kybernetika (Prague), 1968, 4: 260-279.

[148] L. Arnold, Random Dynamical Systems, Spriger, 1998.

[149] D. J. Higham. An algorithmic introduction to numerical simulation of stochastic differential equations. SIAM Review, 2001, 43(3): 525 - 546.

[150] Z. Mukandavire, W. Garira, J. M. Tchuenche, Modelling effects of public health educational campaigns on HIV/AIDS transmission dynamics, Applied Mathematical Modelling, 2009, 33(4): 2084-2095.

[151] J. T. F. Lau, M. Lau, J. H. Kim, et al., Impacts of media coverage on the community stress level in Hong Kong after the tsunami on 26 December 2004, Journal of epidemiology and community health, 2006, 60(8): 675-682.

[152] L. Zuo, M. Liu, Effect of Awareness Programs on the Epidemic Outbreaks with Time Delay, Abstract and Applied Analysis, 2014, Article ID 940841, 2014.

[153] L. Zuo, M. Liu, J. Wang, The Impact of Awareness Programs with Recruitment and Delay on the Spread of an Epidemic, Mathematical Problems in Engineering, Article ID 235935, 2014.

[154] X. Yuan, Y. Xue, M. Liu, Analysis of an epidemic model with awareness programs by media on complex networks, Chaos Solitons Fractals 48, 1-11 2013.

[155] Misra A K, Sharma A, Singh V. Effect of awareness programs in controlling the prevalence of an epidemic with time delay. Journal of Biological Systems, 2011, 19(02): 389-402.

[156] S. Samanta, S. Rana, A. Sharma, et al. Effect of awareness programs by media on the epidemic outbreaks: A mathematical model, Applied Mathematics and Computation, 2013, 219(12): 6965-6977.

[157] C. Jeffries. Qualitative Stability and Digraphs in Model Ecosystems. Ecology. 1974, 55: 1415-1419.

[158] Y. Ishida, N. Adachi, H. Tokumaru, Some Results on qualitative theory of matrix, Trans. Soc. Instr. Control Eng., 1981, 17: 49-55.

[159] C. Jeffries, V. Klee, P. van den Driessche, When is a matrix sign stable, Can. J. Math., 1977, 2: 315-326.

[160] J. Mallet-Paret, G. R. Sell, Systems of differential delay equations: Floquet multipliers and discrete Lyapunov Functions, J. Differential Equations, 125(2):385-440, 1996.

[161] T. Krisztin, H.-O. Walther, J. Wu, Shape, smoothness and invariant stratification of an attracting set for delayed monotone positive feedback, Amer. Math. Soc., Providence, RI, 1999.

[162] G. Röst, J. Wu, Domain-decomposition method for the global dynamics of delay differential equations with unimodal feedback, Proc. R. Soc. A, 463:2655-2669, 2007.

[163] J. Z. Zhang, Z. Jin, Q. X. Liu, Z. Y. Zhang, Analysis of a delayed SIR model with nonlinear incidence rate, Discrete Dyn. Nat. Soc., doi:10.1155/2008/636153, 1-16, 2008.

[164] G. Röst, J. Wu, SEIR epidemiological model with varying infectivity and infinite delay, Math. Biosci. Eng., 5:389-402, 2008.

[165] M. E. Alexander, S. M. Moghadas, G. Röst, J. Wu, A Delay Differential Model for Pandemic Influenza with Antiviral Treatment, Bull. Math. Biol, 70:382-397, 2008.

[166] G. Röst, Sh. Y. Huang, L. Székely, On a SEIR epidemic model with delay, Dynam. Systems and Appl., 21: 33-48, 2012.

[167] A. Kaddar, On the dynamics of a delayed SIR epidemic model with a modified saturated incidence rate, Elec. J. of Diff. Equ., 133:1-7, 2009.

[168] 张海峰, 张文耀, 孙桂全等, 信息的滞后性诱导传染病的周期爆发, 中国科学: 物理学, 力学, 天文学, 2012, 42(6): 631-638.

[169] M. Liu, G. Röst, Dynamics of an SIS model on homogeneous networks with delayed reduction of contact numbers, Biomath 1, 1210045, 2012.

[170] M. Liu, G. Röst, G. Vas, SIS model on homogeneous networks with threshold type delayed contact reduction, Computers and Mathematics with Applications, 66: 1534-1546, 2013.

[171] M. Liu, E. Liz, G. Röst, Endemic bubbles generated by delayed behavioral response-global stability and bifurcation switches in an SIS model, SIAM Journal on Applied Mathematics, 75(1), 75-91, 2015.

[172] Sieber, J, Dynamics of delayed relay systems, Nonlinearity, 19 (2006) 2489-2527.

[173] H. Smith, An Introduction to Delay Differential Equations with Sciences Applications to the Life, Springer, 2010.

[174] A. F. Ivanov, E. Liz, S. Trofimchuk, Global stability of a class of scalar nonlinear delay differential equations, Differential Equations Dynam. Systems, 11: 33-54, 2003.